AF366383

UNION DES FEMMES DE FRANCE

MANUEL

THÉORIQUE ET PRATIQUE

DE

BANDAGES

PAR LES DOCTEURS

MAREVÉRY, MORIN ET RÉTEAUD

Professeurs à l'Union des Femmes de France

AVEC FIGURES INTERCALÉES DANS LE TEXTE

Prix : UN franc.

PARIS

RUEFF ET Cⁱᵉ, ÉDITEURS

106, BOULEVARD SAINT-GERMAIN, 106

1891

DÉPÔT LÉGAL
Seine-et-Oise
222
1891

MANUEL THÉORIQUE

ET PRATIQUE

DE BANDAGES

CORBEIL. — IMPRIMERIE CRÉTÉ-DE L'ARBRE

UNION DES FEMMES DE FRANCE

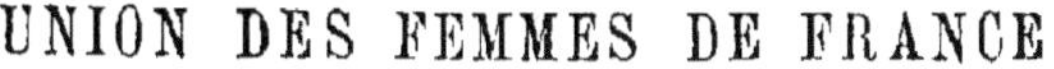

MANUEL

THÉORIQUE ET PRATIQUE

DE

BANDAGES

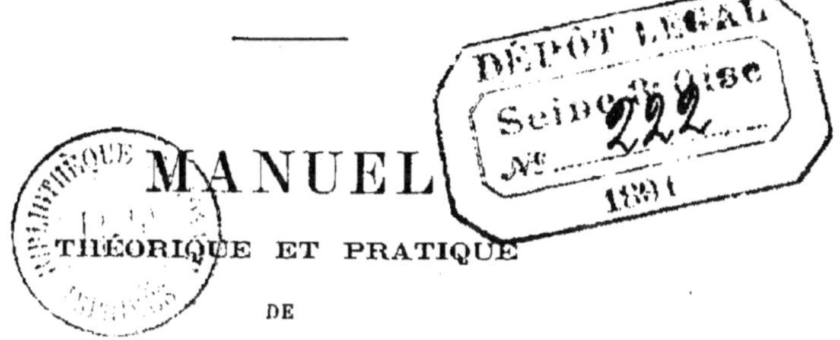

PAR LES DOCTEURS

MAREVÉRY, MORIN ET RÉTEAUD

Professeurs à l'*Union des Femmes de France*

AVEC FIGURES INTERCALÉES DANS LE TEXTE

PARIS

RUEFF ET Cⁱᵉ, ÉDITEURS

106, BOULEVARD SAINT-GERMAIN, 106

1891

MANUEL THÉORIQUE
ET PRATIQUE
DE BANDAGES

PREMIÈRE LEÇON

BANDAGES

DÉFINITION. — (Dr Chavasse). L'ensemble des moyens méthodiques employés pour fixer les objets de pansement, exercer une compression, maintenir certaines parties dans une attitude déterminée et empêcher l'issue de certains organes par des orifices naturels ou artificiels.

CLASSIFICATION (Dr CHAVASSE)

I. — Bandages proprement dits (ou faits avec des pièces de linge).

1er GROUPE. — Bandages simples.

A. — Bandages faits avec des bandes seules.
- 1° Bandages circulaires.
- 2° — obliques.
- 3° — spiraux.
- 4° — croisés ou en 8 de chiffre.

1

B. — Bandages faits avec des pièces de linge en- tières. } Bandages pleins, système de Mayor.

2ᵉ GROUPE. — *Bandages composés.*

1° Bandages en **T**.
2°   —   en +.
3°   —   en carrés.
4°   —   en frondes.
5° Suspensoirs, liens, nœuds divers, etc.

II. — Bandages mécaniques.

1° Bandages bouclés ou lacés.
2°   —   élastiques.
3°   —   herniaires.
4°   —   à plaques, ceintures, pessaires, etc.

Bandes.

Pièces de toile, coton, tarlatane, flanelle, caout-

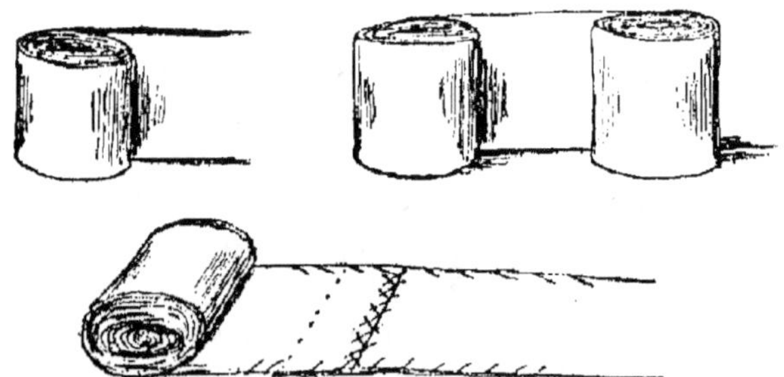

chouc, minces, longues et étroites (de 1 à 10 mètres sur 0ᵐ,02 à 0ᵐ,08).

On coupe une bande à droit fil avec des ciseaux

ou une machine spéciale. Pour ajouter deux
bandes, placer une extrémité à plat sur l'autre
et coudre, évitant ainsi un bourrelet.

Les extrémités sont appelées *chefs* (initial, terminal) ; la partie intermédiaire est dite le *plein*.

POUR ROULER UNE BANDE. — Replier et enrouler
un chef pour constituer un petit rouleau ; saisir
ce rouleau de la main gauche par ses extrémités
entre le pouce en bas et l'index et le médius en

haut, de façon
que le plein soit
du côté de l'opé-
rateur, le rou-
leau derrière le
plein de la ban-
de ; prendre la
partie libre du
plein entre les
faces correspon-
dantes du pouce
et de l'index,
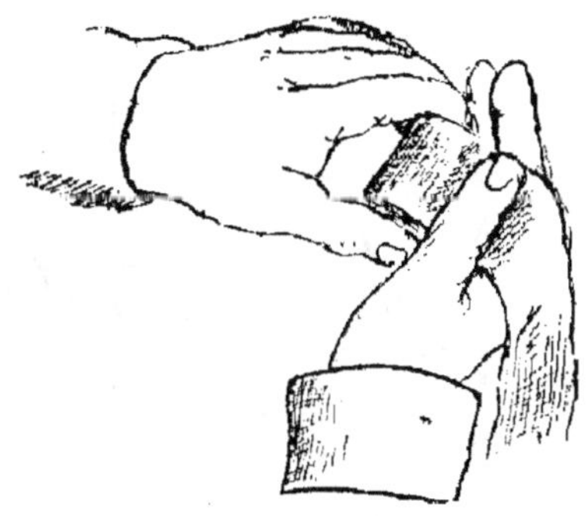
faisant passer le plein sur le dos de la main
droite ; les doigts libres de la main droite font
tourner le rouleau sur le pivot formé par les doigts
de la main gauche ; on doit serrer en enroulant.

La partie roulée de la bande porte le nom de
globe. La bande se roule à *un globe* ou *deux globes*.

Dans le deuxième cas, on roule une extrémité
comme ci-dessus, on arrête avec une épingle à la
grosseur voulue, puis on roule l'autre extrémité
jusqu'à sa rencontre avec le premier globe, en
ayant soin que les deux globes soient du même
côté, par rapport au plein de la bande.

Application des bandes.

Pour appliquer une bande, saisir le globe de la
main droite, appliquer avec la gauche le chef
initial un peu déroulé sur la partie à recouvrir
par sa partie externe.

Faire tourner la bande autour du membre ou
du corps, en ayant soin, pour les premiers tours

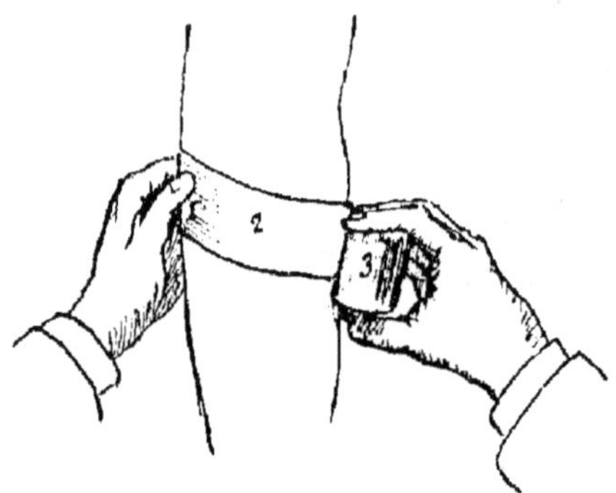

de bande, de fixer le chef initial, et de serrer suffisamment pour que les tours ne glissent pas (ne
pas trop serrer pour ne pas interrompre la circulation).

Chaque tour de bande se nomme *jet*.

Quand les jets se recouvrent dans une partie à
peu près cylindrique, les bandages sont dits *circulaires : circulaires horizontaux* quand ils con-
tournent une partie du corps horizontalement
(circulaires du front, des membres); *circulaires
obliques* s'ils sont situés obliquement (circulaires
du cou et de l'aisselle).

Quand la partie à recouvrir est d'une certaine
étendue, chaque jet ne doit recouvrir le précédent qu'en partie.

On a le bandage *spiral* ou *bandage roulé* (laisser
un tiers environ du jet précédent sans le recouvrir). — Le spiral doit être *ascendant*, c'est-à-dire

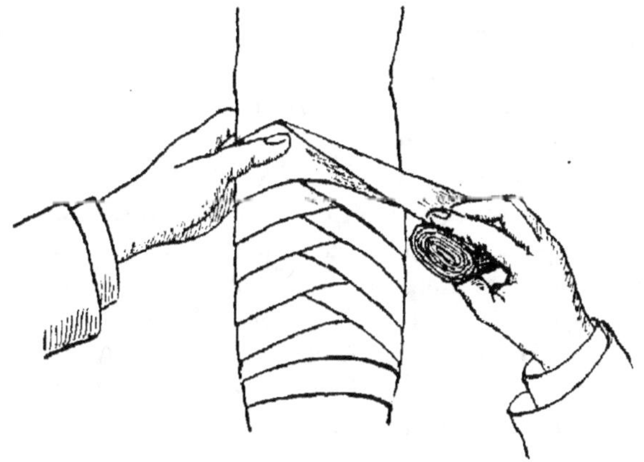

commencer à l'extrémité d'un membre pour
remonter vers la racine.

Quand la partie à recouvrir est fortement conique (mollet), la partie inférieure de chaque jet
ne s'applique pas bien et forme un *godet*; pour y
remédier, faire des *renversés*.

POUR FAIRE UN RENVERSÉ. — Appliquer le jet en
tenant le plein de la bande, vers le milieu de sa
largeur, avec le pouce gauche, déroulant 7 à 8
centimètres de bande; renverser le globe, de
façon que le bord supérieur de la bande devienne
inférieur et que la face externe du plein devienne

interne ; puis continuer l'application. Faire à chaque tour les renversés sur une même ligne, et s'arrêter dès que la partie redevient cylindrique.

Bandages croisés ou en 8 de chiffre.

Ainsi nommés parce que les entrecroisements de la bande et les deux anses figurent assez bien un 8. — Un certain nombre de bandages croisés sont nommés *spicas*.

Pour les appliquer, on fixe la bande par un circulaire, puis on conduit la bande obliquement vers la partie à recouvrir, on contourne le membre, puis on revient croiser le premier jet oblique, pour rejoindre le circulaire primitif, et on continue de même jusqu'à épuisement de la bande.

N. B. — *Pour fixer le chef terminal* d'une bande, on se sert d'épingles (dites anglaises ou de nourrice) ; on coud ce chef terminal, ou bien, le fendant en deux, on entoure la partie terminale du bandage et l'on fait un nœud.

Bandes à deux globes.

Pour appliquer une bande à deux globes, mettre le plein intermédiaire sur la partie à recouvrir, et, conduisant les deux globes, l'un d'un côté, l'autre de l'autre, entrecroiser les bandes pour les ramener chacune au point cherché.

Bandelettes.

Bandes de largeur variable, mais de longueur très réduite (employées dans certains cas pour remplacer un bandage roulé. Ex. : appareil de Scultet).

Compresses.

Pièces de linge, de dimensions variables, employées dans les pansements.

a) *Compresse longuette.* — Pièce de linge carrée,

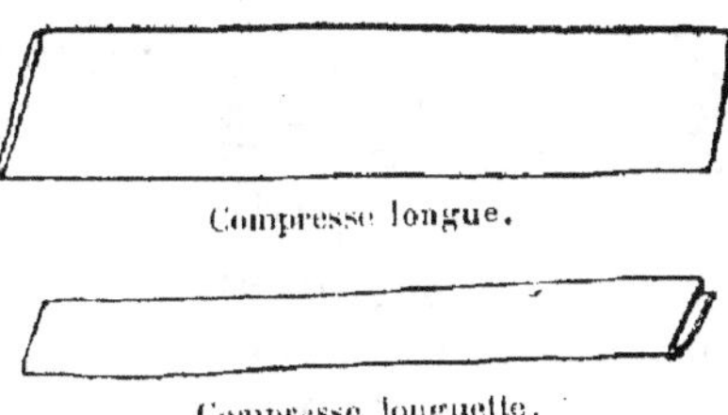

Compresse longue.

Compresse longuette.

pliée deux fois dans sa longueur, devenant ainsi longue et étroite.

b) *Compresse carrée.* — Pièce de linge carrée.

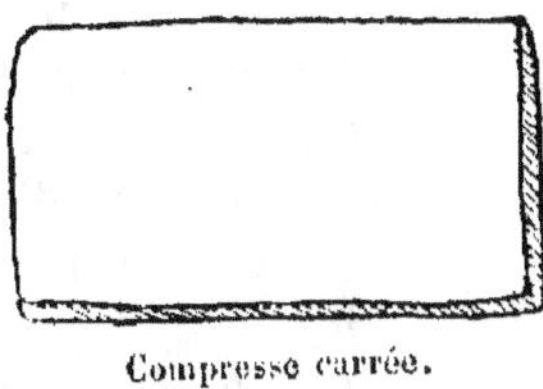

Compresse carrée.

c) *Compresse fendue.* — Pièce de linge fendue à une de ses extrémités, une, deux, trois fois ou plus, et donnant ainsi une compresse fendue à deux, trois, quatre et cinq chefs.

Compresse fendue.

d) *Compresse graduée.* — Compresse ordinaire repliée plusieurs fois sur elle-même. Si les plicatures se recouvrent exactement, on a la *compresse*

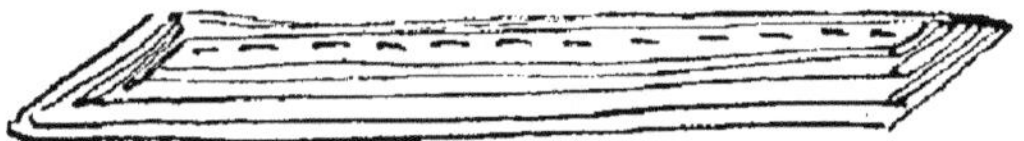

Compresse graduée.

graduée régulière; si les plicatures vont en diminuant de largeur, on a la *compresse graduée prismatique.* Fixer les replis par quelques points de couture.

Bandages pleins.

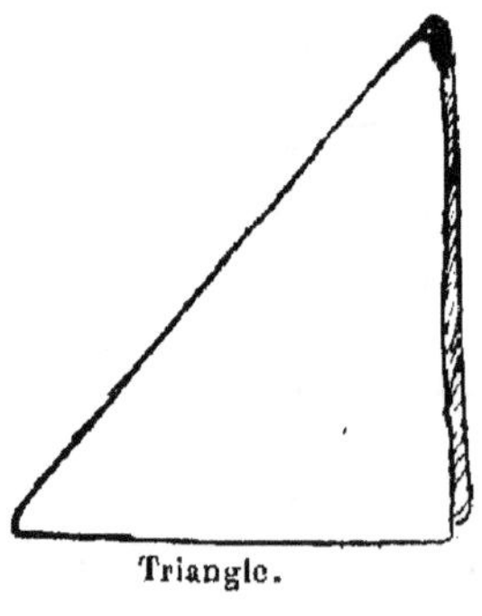

Triangle.

Pièces de linge entières, sans aucune division, servant à faire les bandages pleins. On leur donne, en les repliant, différentes formes :

Mouchoir. — La pièce carrée ou rectangulaire.

Carré long. — Le mouchoir plié sur lui-même.

Triangle. — Le mouchoir plié ou coupé diagonalement (la *base* est la ligne la plus longue, les *chefs* sont les extrémités de cette ligne, le *sommet* est l'angle opposé à la base).

Cravate. — Le triangle replié sur lui-même

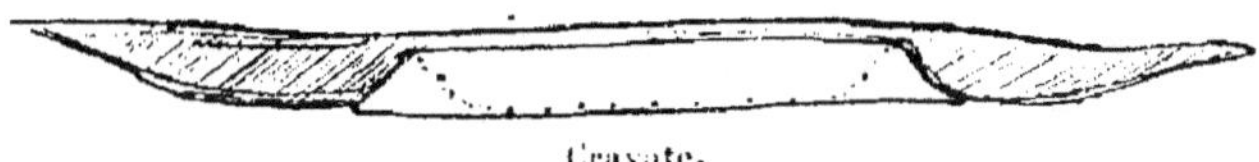

Cravate.

un certain nombre de fois dans le sens de la base.

Écharpes diverses. — (Formées soit par le mouchoir, le carré long, les triangles, et destinées à soutenir le membre supérieur.)

Frondes. — Pièces de linge, plus longues que

Fronde à deux chefs.

larges, dont les extrémités sont fendues en deux ou trois chefs, jusqu'à une certaine distance de la partie moyenne ou plein.

Croix de Malte. — Pièce de linge carrée, fendue sur ses quatre angles.

Bandage en +. — Formé de deux bandes cousues en croix.

Croix de Malte.

Bandages en T, simples ou doubles. — Deux pièces de linge fixées l'une sur l'autre, à angle

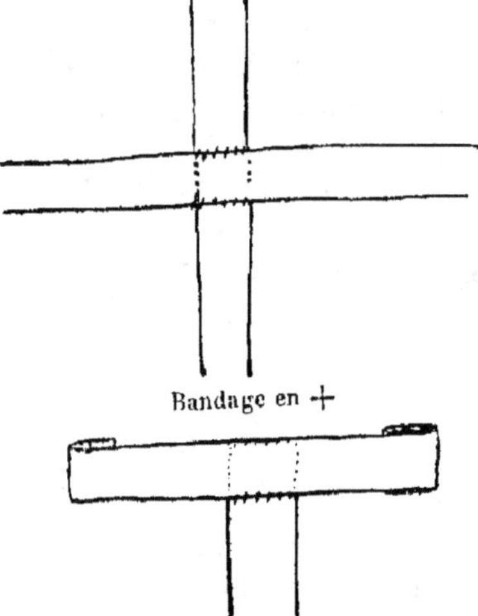

Bandage en +

Bandage en T simple.

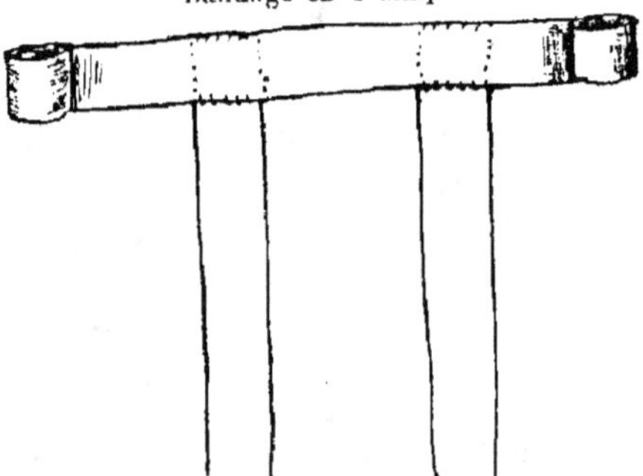

Bandage en T double.

droit, la pièce destinée à maintenir le pansement généralement plus large. *T simple*, une pièce fixée à angle droit sur une seconde. *T double, triple*, deux ou trois pièces fixées parallèlement sur une troisième, une quatrième. *T triangulaire*, la pièce destinée à maintenir le pansement a la forme d'un triangle, le sommet est le plus généralement allongé au moyen d'une bande.

BANDAGES CARRÉS. —Formés d'une pièce de linge carrée ou rectangulaire, à laquelle sont fixées des bandes destinées à la maintenir.

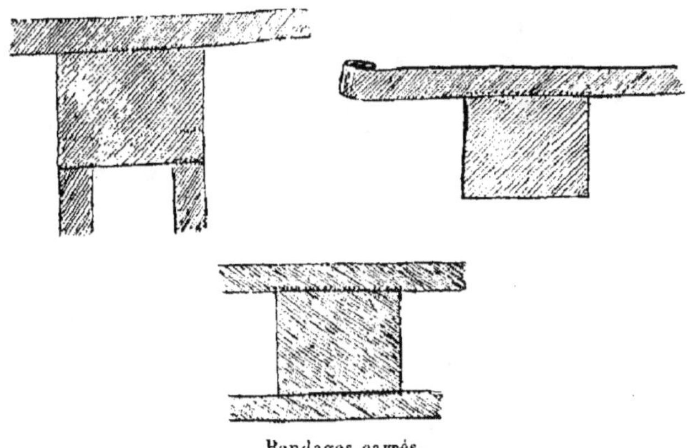

Bandages carrés.

DEUXIÈME LEÇON

BANDAGES DE LA TÊTE

I. — TRIANGLES { **FRONTO-OCCIPITAL.**
OCCIPITO-FRONTAL.

A. — Triangle fronto-occipital.

Pièces de pansement. — Foulard ou plein triangulaire de $0^m,90$ à 1 mètre.

Application. — Base du triangle appliquée sur le front, sommet ramené en arrière, sur la tête vers la nuque; chefs conduits horizontalement vers la nuque, entrecroisés par-dessus le sommet et fixés avec des épingles; extrémité du sommet repliée et fixée par-dessus les chefs.

Usages. — Maintient les pansements sur le crâne (dans les plaies du crâne, vésicatoire, cataplasme, maladies du cuir chevelu, etc.).

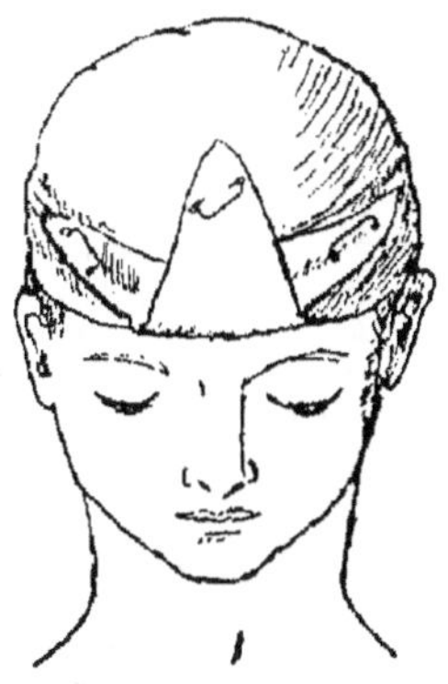

Triangle occipito-frontal.

B. — Triangle occipito-frontal.

Appliquer le plein sur la nuque, ramener les chefs en avant; même application en sens contraire. Mêmes usages.

II. — GRAND COUVRE-CHEF CLASSIQUE.

Pièces de pansement. — Foulard ou plein carré
do 0ᵐ,90 à 1 mètre de côté.

Application. — Replier le plein dans la largeur,
de façon qu'un bord
dépasse l'autre de
trois travers de doigt;
appliquer le milieu
du plein sur le front,
les bords libres en
avant, la plicature
en arrière à la nuque,
de façon qu'au front,
le bord qui dépasse
l'autre soit au-des-
sous. Saisir les deux
chefs du bord supé-
rieur (le moins avan-
cé) et les nouer sous
le menton ; les chefs

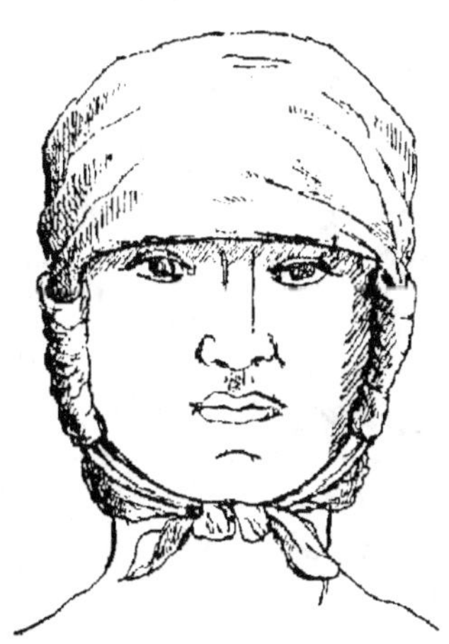

du bord inférieur (le plus avancé) sont tirés un
peu en bas et en avant par-dessous les chefs noués
précédemment, puis ramenés en arrière et noués à
la nuque. Les angles ou chefs de la plicature sont
ramenés par-dessus les chefs inférieurs, noués
et fixés au foulard sur les côtés de la tête avec
des épingles.

Usages. — Maintient tous topiques sur la tête
et pansements.

III. — CROISÉ DE LA TÊTE.

Pièce de pansement. — Bande de 6 mètres sur 0^m,05.

Application. — Deux circulaires horizontaux autour de la tête au niveau du front; à la tempe

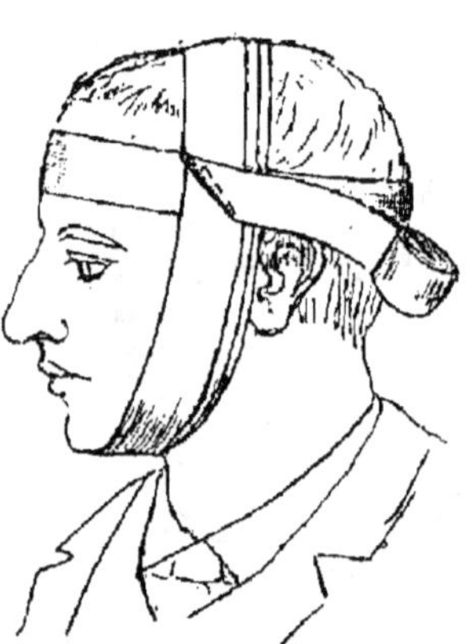

droite faire un renversé, fixer avec une épingle, passer verticalement en bas au-devant de l'oreille droite, sous le menton, au-devant de l'oreille gauche, remonter sur le sommet de la tête, continuer un deuxième circulaire vertical semblable jusqu'à la tempe droite ; faire un renversé, fixer avec une épingle deux circulaires horizontaux ; puis renversé et circulaires verticaux comme dessus; terminer par des circulaires horizontaux, fixer le chef terminal avec une épingle.

Usages. — Maintient des topiques, pansements, etc., sur tempes, joues, menton.

IV. — BANDAGES DES YEUX.

A. — Bandeau d'un œil.

a) Pièces de pansement. — Mouchoir, foulard ; les plier en cravate de 0^m,07 de largeur.

Appliquer le milieu sur l'œil à recouvrir, conduire l'un des chefs au-dessous de l'oreille du côté malade, l'autre sur la tête quatre travers de doigt au-dessous de l'oreille du côté sain ; fixer en arrière par nœud ou épingle.

b) Pièce de pansement. —Bande de 0^m,90 sur 0^m,07. Même application que ci-dessus.

B. — Bandeau des deux yeux.

a) Pièces de pansement. — Mouchoir, foulard ; les plier en cravate de 0^m,07 de largeur.

Appliquer le milieu sur la racine du nez, conduire horizontalement les chefs en arrière en recouvrant les deux yeux ; fixer par nœud ou épingle.

b) Pièce de pansement. — Bande de 0^m,90 sur 0^m,07.

Application. — Faire une fente de 0^m,07 sur un des bords au milieu même de la bande ; appliquer cette fente en bas sur la racine du nez, conduire les chefs en arrière comme ci-dessus.

Usages. —Maintient des topiques sur les yeux, fait une légère compression.

C. — **Monocle.**

Pièce de pansement. — Bande de 4 mètres sur 0^m,05.

Application. — *a) Œil gauche.* Deux circulaires horizontaux sur le front et la nuque, de gauche à droite; puis partir de la région temporale

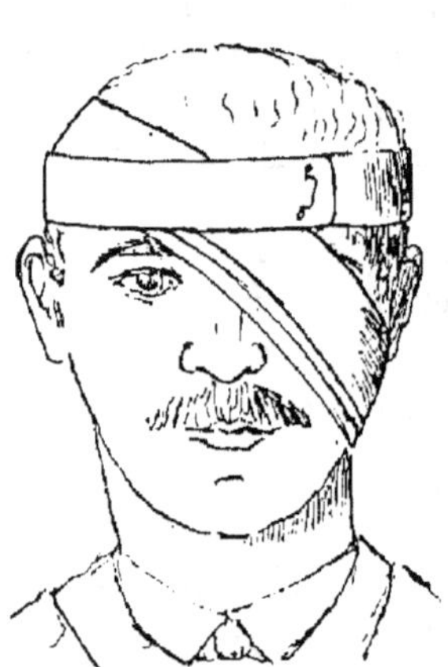

droite, conduire la bande sur l'angle interne de l'œil, passer sous l'oreille gauche, par la nuque, revenir à la tempe droite, répéter trois ou quatre fois ces tours obliques en laissant 1 centimètre à 1 centimètre 1/2 de la bande inférieure sans la recouvrir; terminer par deux circulaires horizontaux, fixer par une épingle.

b) Œil droit. — Commencer comme ci-dessus par deux circulaires horizontaux de gauche à droite, partir de la nuque, passer sous l'oreille droite, aller sur l'angle interne de l'œil droit, sur le côté gauche du front, de là à la nuque, répéter trois ou quatre fois ces tours obliques en laissant 1 centimètre à 1 centimètre 1/2 de la bande inférieure sans la recouvrir; terminer par deux circulaires horizontaux, fixer par une épingle.

Usages. — Maintient des topiques sur les yeux, et, pour une légère compression, bande de flanelle.

D. — Binocle.

Pièce de pansement. — Bande de 8 mètres sur $0^m,04$.

Application. — Fixer par deux circulaires horizontaux autour du front et de la nuque, de gauche à droite ; arrivé à la nuque, conduire la bande sous l'oreille droite, sur l'angle interne de l'œil droit, sur la tempe gauche, de là circulairement et horizontalement derrière la nuque et à la tempe droite, le front, descendre sur l'angle interne de l'œil gauche, passer sous l'oreille gauche, puis horizontalement derrière la nuque, faire un circulaire complet, et, arrivé à la nuque, passer

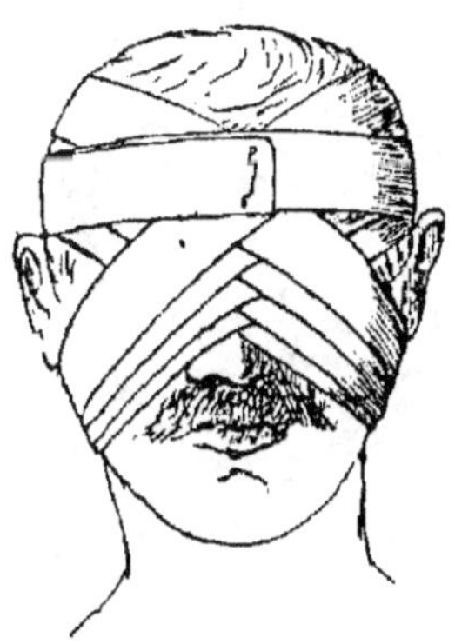

sous l'oreille droite et continuer comme ci-dessus, en laissant 1 centimètre à 1 centimètre 1/2 de la bande inférieure au-devant des yeux, sans la recouvrir ; terminer par deux circulaires horizontaux et fixer avec une épingle.

Usages. — Maintient des topiques sur les yeux ; fait une légère compression.

N. B. — Les bandages des yeux ne s'appliquent que sur un pansement ou un tampon de ouate comblant la cavité orbitaire avant l'application.

V. — FRONDE DU MENTON.

Pièce de pansement. — Bande de 1 mètre à 1^m,20 sur 0^m,10. Les deux chefs sont fendus ongitudinalement, jusqu'à 0^m,04 du milieu de la bande ; le plein non fendu a donc 0^m,08 de longueur.

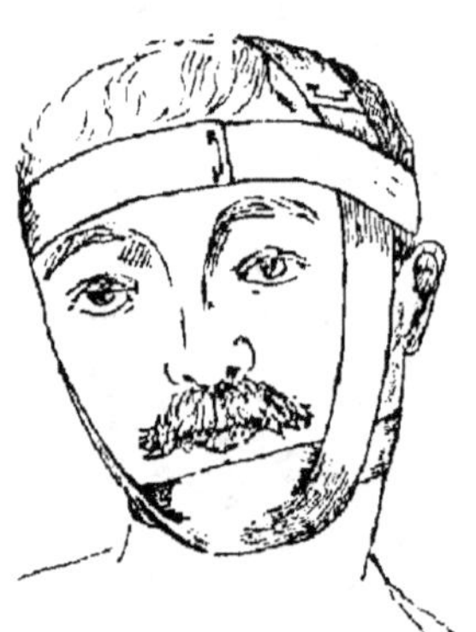

Application. — Le plein appliqué sur le menton, les chefs supérieurs portés à droite et à gauche passent chacun sous l'oreille correspondante, ils s'entrecroisent à la nuque et sont maintenus par un aide ; les chefs inférieurs sont relevés sur les côtés des joues, passent au-devant des oreilles, croisés et fixés avec des épingles sur le sommet de la tête ; les chefs supérieurs sont repris à la nuque et ramenés en avant sur le front, en recouvrant au passage les chefs inférieurs ; les entrecroiser sur le front et les fixer avec des épingles.

Usages. — Maintient les pièces de pansement sur le menton ; fracture du maxillaire inférieur.

VI. — BANDAGES DE LA TÊTE.

(en T, — en triangles, — en carrés)

Pièces de pansement. — Varient avec le but cherché, la région à protéger ou recouvrir, la dimension de la région ou de la plaie, etc.

Yeux. — Une bande de 0^m,90 sur 0^m,04; coudre au milieu une compresse carrée de 0^m,07 de côté.

Appliquer le plein sur le front, de façon que le carré recouvre l'œil malade, mener les chefs horizontalement en arrière, entrecroiser et fixer.

Pour les deux yeux, deux carrés semblables, cousus à la bande et séparés par 0^m,02 d'intervalle correspondant à la racine du nez. Application semblable en recouvrant les deux yeux.

Usages. — Préserve les yeux de l'air, des poussières, de la lumière.

OREILLE. — *T* TRIANGULAIRE DE L'OREILLE.

Pièces de pansement. — Une bande de 0^m,90 dite horizontale et, sur le plein, un petit triangle à angle droit, cousu par le petit côté de l'angle droit; prolonger le sommet par une bande de 0,40 de longueur, dite verticale.

Application. — Placer au-dessus de l'oreille le point de jonction de la grande bande avec le triangle ; placer l'angle droit en avant, le sommet en bas ; fixer horizontalement, en entrecroisant les chefs, la bande horizontale autour de la tête ; diriger la bande verticale vers le côté opposé en passant sous la mâchoire, fixer à la bande horizontale.

Faire si l'on veut une incision dans le triangle pour laisser sortir l'oreille.

Usajes. — Maintient des topiques et pansements ou sur l'oreille, ou immédiatement en avant ou en arrière de l'oreille.

Nuque. — **CARRÉ DE LA NUQUE.**

Pièces de pansement. — Une compresse rectangulaire de $0^m,10$ de côté et deux bandes de $1^m,10$, cousues par leurs parties moyennes aux bords horizontaux de la compresse.

Application. — Placer la compresse sur la nuque, une bande en haut, l'autre en bas.

Les chefs de la bande supérieure sont ramenés horizontalement en avant, entrecroisés sur le front, amenés en arrière et fixés.

Le chef inférieur droit est conduit en avant sur la poitrine, qu'il croise, passe sous l'aisselle gauche, remonte en arrière et est fixé à l'angle inférieur gauche du carré. Le chef inférieur gauche est conduit sur la poitrine, qu'il croise, en passant sur le chef déjà appliqué, passe sous l'aisselle droite et va se fixer à l'angle inférieur droit du carré.

Usages. — Maintient les topiques et pansements sur la nuque.

CARRÉ DE LA RÉGION PAROTIDIENNE.

Pièces de pansement. — Comme le carré de la nuque.

Application. — Appliquer le carré sur la région parotidienne à recouvrir.

Pour la bande supérieure, comme le carré de la nuque.

Pour la bande inférieure, passer obliquement les chefs l'un au-devant de la poitrine, l'autre en arrière du dos, les fixer dans l'aisselle.

Usages. — Maintient les pansements à la région parotidienne.

TROISIÈME LEÇON

BANDAGES DU TRONC

VII. — **BANDAGE DE CORPS.**

Pièce de pansement. — Une pièce de linge de
1ᵐ,20 sur 0ᵐ,20. Prendre une bande de 1 mètre,
la plier en deux
sur la longueur et
coudre la partie
repliée sur l'un des
bords de la grande
pièce au milieu de
la longueur.

Application. — *a)*
Sur la poitrine : ap-
pliquer le plein
sur le dos, la bande
cousue *en haut*, en-
tourer la poitrine
et fixer par des é-
pingles les chefs de
la grande pièce en

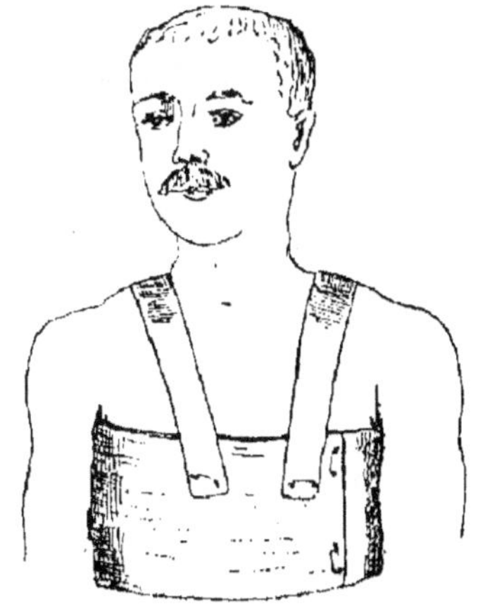

avant; ramener les chefs de la bande par-dessus
chaque épaule, comme des bretelles, et fixer
chacun d'eux à la partie supérieure de la grande
pièce.

b) Sur l'abdomen, appliquer le plein sur le dos, la bande cousue *en bas*, fixer la grande pièce en avant comme ci-dessus, ramener chacun des chefs de la bande sous le périnée, puis l'aine correspondante, et les fixer au bord inférieur de la grande pièce.

Usages. — Très employé pour pansements, vésicatoires, cataplasmes, etc., compression légère et fixation du thorax ou de l'abdomen, fractures de côtes.

VIII. — CROISÉS DU COU ET DE L'AISSELLE.

A. — *Pièce de pansement.* — Bande de 5 mètres sur 0^m,05.

Épaule gauche. — Placer le chef initial sur la clavicule, passer derrière l'épaule, sous l'aisselle, re-monter vers l'épau-le, passer derrière le cou, revenir en l'entourant par de-vant, passer der-rière l'épaule, puis sous l'aisselle, et ainsi de suite (faire le premier entre-croisement très près du bord libre de

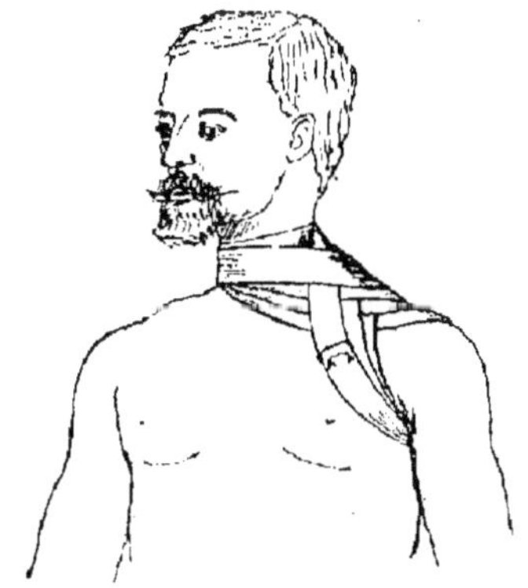

l'épaule, laisser 1 centimètre à 1 centimè-tre 1/2 du jet inférieur sans le recouvrir à l'é-paule).

Épaule droite. — Le chef inital placé sur la clavicule, passer en avant de l'épaule, puis sous l'aisselle, remonter sur l'épaule, passer en avant du cou, revenir en l'entourant par derriè-re, passer devant l'épaule, puis sous l'aisselle, etc.

B. — *Pièce de pansement.* — Cravate de 1^m,30.

a) Mettre le plein sur le cou du côté opposé à l'épaule visée, ramener les chefs en avant et en arrière, les entrecroiser sur l'épaule et venir nouer sous l'aisselle.

b) Mettre le plein dans l'aisselle et, après entre-croisement sur l'épaule, nouer au cou.

Usages. — Maintient pansements sur les régions sus-claviculaire, sous-axillaire et latérale du cou.

IX. — SPICA DE L'ÉPAULE.

A. — Pièce de pansement. — Bande de 8 mètres
sur 0^m,05.

Application. — A gauche. — Le chef initial sur
la clavicule, conduire la bande en arrière de
l'épaule, sous l'aisselle, remonter en avant vers
la clavicule, croiser l'épaule, passer en arrière et
croiser le dos pour
rejoindre l'aisselle
opposée ; venir en
avant, croiser la
poitrine en diri-
geant la bande vers
la clavicule gauche
et continuer de mê-
me jusqu'à épuise-
ment de la bande
(faire le premier en-
trecroisement très
près du bord libre
de l'épaule, laisser

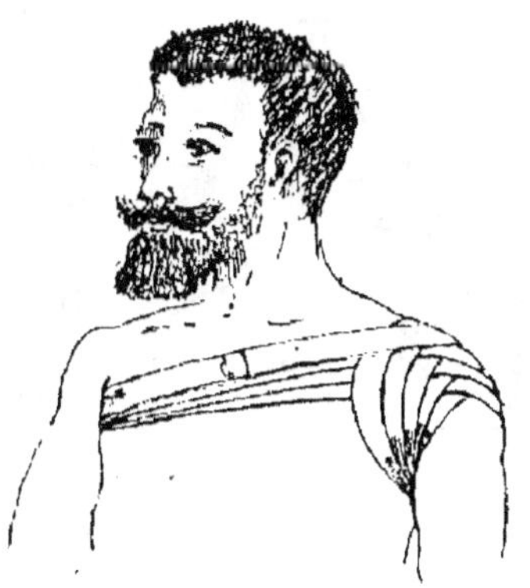

à l'épaule 1 centimètre à 1 centimètre 1/2 du jet
inférieur sans le recouvrir).

A droite. — Le chef initial sur la clavicule,
conduire la bande en avant de l'épaule, sous
l'aisselle, remonter en arrière vers la clavicule,
en croisant l'épaule, passer en avant et croiser
la poitrine, pour rejoindre l'aisselle opposée,
venir en arrière, croiser le dos en dirigeant la

bande vers la clavicule droite, et continuer de même jusqu'à épuisement de la bande.

Usages. — Maintient topiques et pansements dans l'aisselle, sur l'épaule, en avant et en arrière peut être aussi légèrement compressif.

Cravate bis-axillaire de Mayor.

B. — *Pièce de pansement.* — Cravate de 1^m,50 sur 0^m,10 (faite avec carré ou triangle de 1^m,50 de côté).

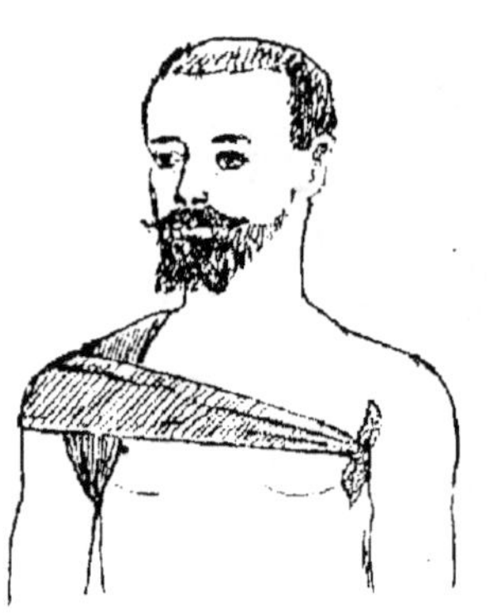

Application. — Mettre le plein sous l'aisselle, ramener les chefs l'un en avant, l'autre en arrière de l'épaule, les croiser sur l'épaule du même côté, les conduire l'un en avant de la poitrine, l'autre en arrière du dos pour les entrecroiser et les fixer sous l'aisselle opposée par nœud ou épingle.

Usages. — Maintient des pansements de l'aisselle et de l'épaule.

X. — CROISÉ D'UN SEIN.

Pièce de pansement. — Bande de 8 mètres sur 0^m,06.

Application. — *A gauche.* — Faire un circulaire autour de la poitrine, au-dessous des seins, conduire alors la bande sous le sein gauche; remonter dans la région axillaire, croiser le dos pour rejoindre l'épaule droite, passer au-devant de la poitrine et venir croiser le jet précédent juste au-dessous du sein; faire un circulaire pour consolider et, arrivé au-dessous du sein gauche, continuer comme ci-dessus (les entrecroisements suivants remonteront un peu sur le sein; laisser 1 centimètre à 1 centimètre 1/2 du jet inférieur sans le recouvrir).

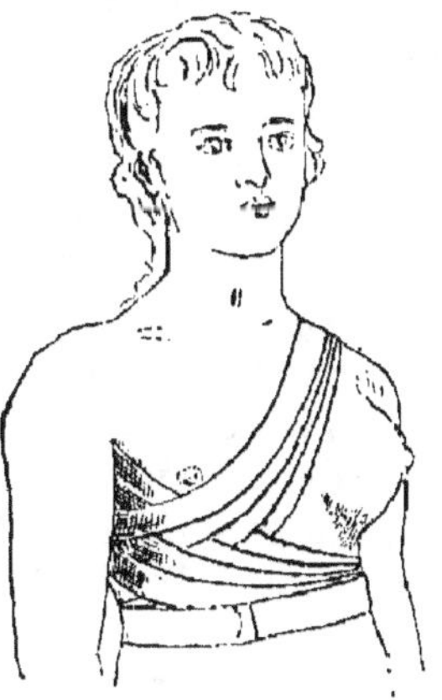

A droite. — Faire un circulaire autour de la poitrine, puis remonter sous le sein droit vers l'épaule gauche, croiser le dos, venir vers la région axillaire droite et croiser le jet précédent juste au-dessous du sein; faire un circulaire autour de la poitrine, puis continuer comme ci-dessus.

Usages. — Bon bandage pour la compression et la contention du sein, moins bon pour maintenir les topiques et pansements.

XI. — CROISÉ DES DEUX SEINS.

Pièce de pansement. — Bande de 12 mètres sur 0m,06.

Application. — Faire un circulaire autour de la poitrine, au-dessous des seins, conduire la bande immédiatement au-dessous du sein droit, remonter en avant de la poitrine sur l'épaule gauche, croiser le dos en se dirigeant vers la région axillaire droite, passer sous le sein droit, en croisant le jet précédent, juste au-dessus du même sein, faire un circulaire pour consolider et revenir au-devant de la poitrine; conduire la bande de bas en haut, au-dessous du sein gauche, remonter au-dessous du sein vers la région axillaire gauche, croiser le dos en se dirigeant vers l'épaule droite, passer sur celle-ci et croiser la poitrine en se dirigeant vers le sein gauche, croiser le jet précédent au-dessous du sein, faire un circulaire. Arrivé sous le sein droit, remonter en avant de la poitrine vers l'épaule gauche, et ainsi de suite comme ci-dessus (chaque jet ne devra pas recouvrir le précédent complètement; laisser 1 centimètre à 1 centimètre 1/2 du jet inférieur sans le recouvrir).

Usages. — Mêmes usages que le croisé d'un sein.

XII. — BONNET DU SEIN.

Pièces de pansement. — Carré de 1 mètre de côté (plié en triangle) ou triangle de 1 mètre sur 0^m,50 de hauteur.

Application. — Placer obliquement la base du triangle sous le sein malade, diriger le chef inférieur sous l'aisselle correspondante, l'autre chef sur l'épaule opposée, les fixer par nœud ou épingle derrière le cou et le dos. Relever alors le sommet au-devant du sein à recouvrir et sur l'épaule correspondante et aller le fixer en arrière aux deux chefs précédemment fixés.

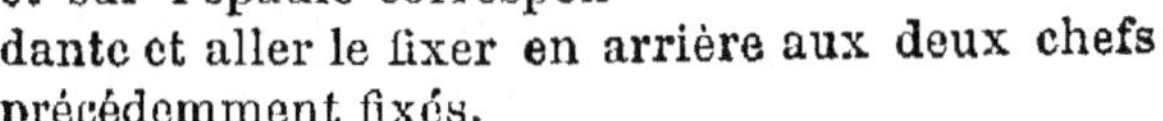

Usages. — Sert à soutenir le sein et fixer des topiques et pansements.

XIII. — TRIANGLE THORACO-SCAPULAIRE.

Pièce de pansement. — Plein de 1 mètre sur 0^m,60 de hauteur triangulaire.

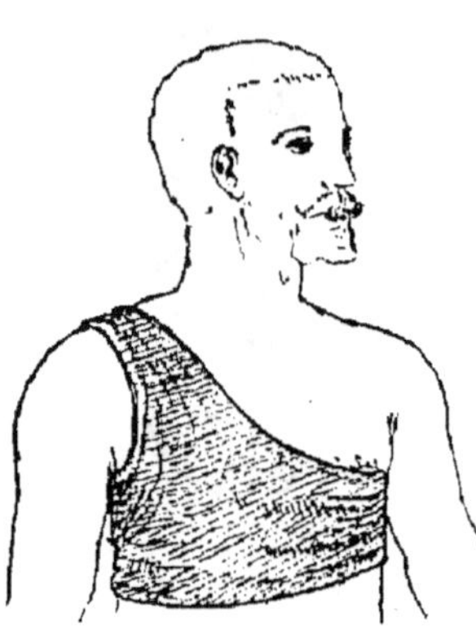

Application. — Placer la base du triangle au bas du thorax, conduire les chefs, l'un à droite, l'autre à gauche, en arrière, pour les fixer dans le dos par nœud ou épingle. Diriger alors le sommet vers l'épaule (droite ou gauche, selon la région du thorax à recouvrir) et fixer, en passant sur l'épaule, aux chefs précédemment noués.

Usages. — Maintient les topiques ou pansements sur le sein, les régions antérieures ou postérieures du thorax.

XIV. — ÉCHARPES.

A. — Petite écharpe.

Pièce de pansement. — Un mouchoir ordinaire.

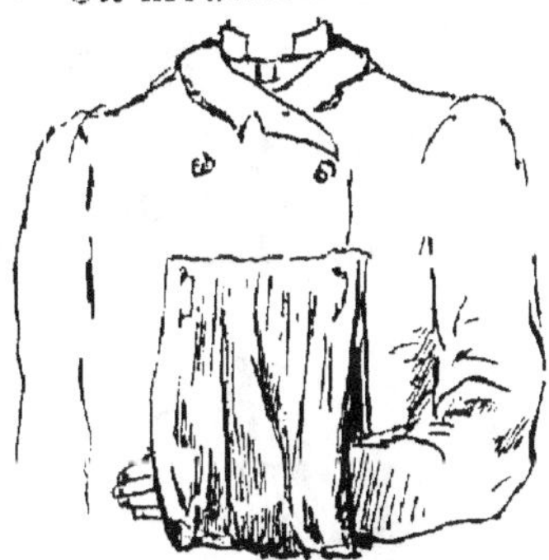

Application. —
Plier le mouchoir
en deux, de façon
à faire reposer la
main et le poignet
dans l'anse ainsi
formée ; fixer les
extrémités aux vê-
tements (la main
au moins à la hau-
teur du coude).

Usages. — Soutenir la main et le poignet (plaies,
contusions, luxations de la main et du poignet).

B. — Moyenne écharpe.

Pièce de pansement. — Triangle de 1 mètre
sur 0ᵐ,65 de hauteur.

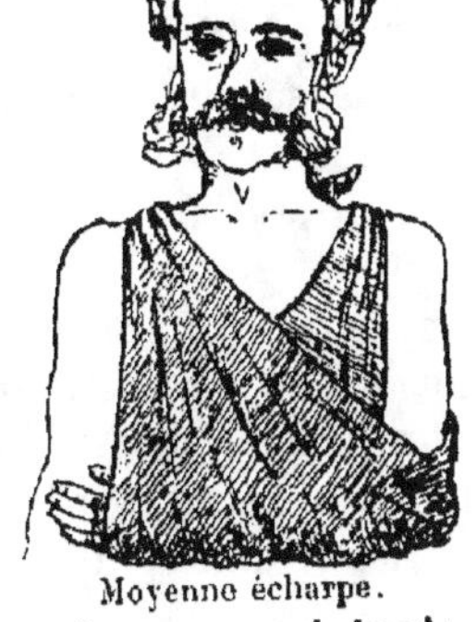

Moyenne écharpe.

Application. — Placer
sous la main du côté ma-
lade le milieu de la base,
le sommet sous le coude
correspondant ; conduire le
chef postérieur sur l'épaule
du côté malade, le chef
antérieur sur l'épaule du
côté sain, et les fixer ; le
sommet est replié sur la
face postérieure, de ma-
nière à envelopper le coude ; fixer avec épingle;

Usages. — Maintient la main, le poignet et l'avant-bras, pour les cas de plaies, fractures, luxations.

C. — Grande écharpe oblique.

Pièce de pansement. — Pièce de linge de 1m,10 de côté, pliée en triangle.

Application. — Faire fléchir l'avant-bras à angle un peu aigu sur le bras; placer le milieu du plein au-dessous de la main, le sommet tourné vers le coude ; conduire le chef antérieur obliquement vers l'épaule opposée; avec le chef postérieur, contourner la face inférieure de l'avant-bras, passer en arrière du coude et remonter obliquement derrière le dos vers l'épaule, du côté sain, et fixer à l'autre chef par nœud ou épingle.

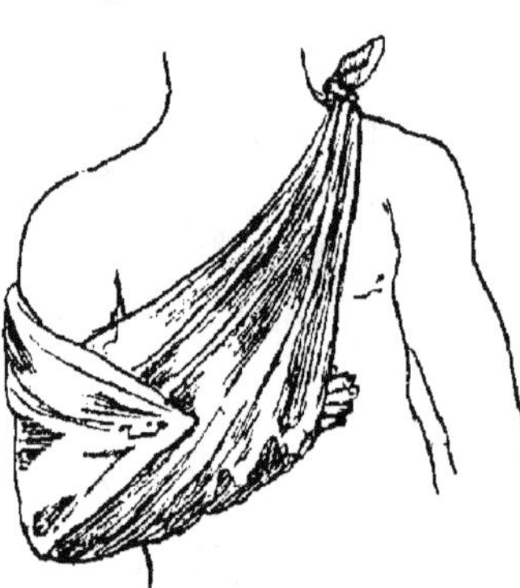

Grande écharpe oblique.

Ramener et fixer le sommet en avant.

Usages. — Maintient et soulève le bras et le moignon de l'épaule, fractures de la clavicule; en outre, pour toutes plaies, contusions, luxations du bras et de l'épaule.

D. — **Grande écharpe de Mayor.**

Pièce de pansement. — Pièce de linge de 1ᵐ,10 de côté, pliée en triangle.

Application. — Faire fléchir l'avant-bras à angle aigu sur le bras. Placer le milieu du plein vers le tiers inférieur du bras, au-devant de lui, le sommet en bas; l'un des chefs contourne le bras et le coude et se dirige vers le dos; l'autre chef recouvre l'avant-bras et la main, rejoint le premier dans le dos; là, on les fixe par nœud ou épingle. Les deux pointes du sommet sont glissées entre l'avant-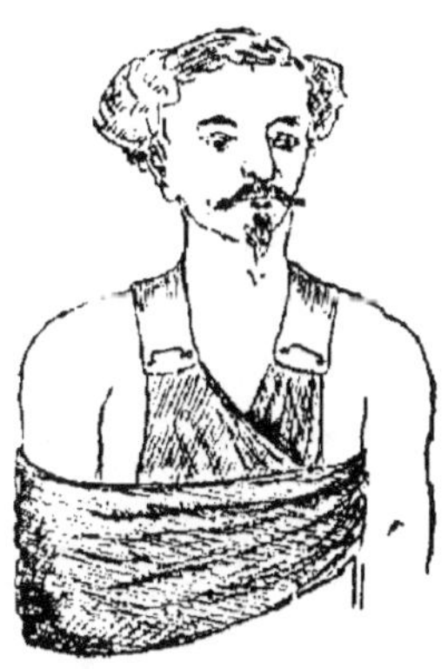bras et le thorax et ramenées en haut; le sommet postérieur passe par-dessus l'épaule saine, le sommet antérieur par-dessus l'épaule malade, et fixés tous les deux aux chefs précédemment noués dans le dos (les sommets trop courts sont allongés au moyen de bandes).

Usages. — Maintient et soulève le bras et le moignon de l'épaule dans les fractures de la clavicule. En outre pour toutes plaies, contusions, luxations du bras, de l'avant-bras, de l'épaule.

QUATRIÈME LEÇON

MEMBRES SUPÉRIEURS

XV. — SPICA DU POUCE.

Pièce de pansement. — Bande de 1ᵐ,50 de longueur et 0ᵐ,03 de largeur.

.1. — Pour la main gauche.

Application. — Main en demi-pronation; chef
initial fixé par deux circulaires autour du poignet;

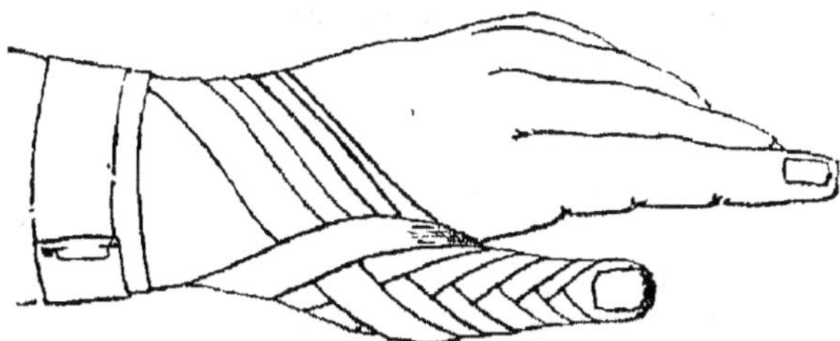

conduire la bande par la face dorsale dans le premier espace interdigital; contourner la face palmaire du pouce; venir sur son bord externe; croiser
la partie descendante du jet précédent; passer sur

le dos de la main pour regagner le poignet;
demi-circulaire autour du poignet; regagner le
pouce, et ainsi de suite; fixer le chef terminal
autour du poignet (Chavasse).

(Les jets de bande se recouvrent en montant
du côté de la racine du membre.)

B. — Pour la main droite.

Les jets de bande obliques, du poignet au
pouce, contourneront d'abord le bord radial du
premier métacarpien et du pouce, de là passe-
ront sous la face palmaire de ce doigt, puis dans
le premier espace interdigital, et reviendront au
poignet en croisant le jet descendant.

(L'entrecroisement des tours de bande se
fait sur le bord externe du pouce et du métacarpien.)

Usages. — Sert à maintenir les pansements sur
l'articulation métacarpo - phalangienne, qu'on
peut même immobiliser si besoin.

XVI. — SPIRAL D'UN DOIGT.

Pièce de pansement. — Bande de 1 mètre de longueur et 0^m,02 de largeur.

Application. — Main en pronation; le chef initial est fixé par deux circulaires autour du poignet; conduire le globe sur la face dorsale de la main; gagner l'extrémité du doigt à recouvrir par un long tour de spire.

Là, commencer des circulaires imbriqués en remontant jusqu'à la base du doigt; quand le doigt est recouvert, ramener le globe par la face dorsale de la main jusqu'au poignet; terminer par un circulaire et fixer le chef terminal autour du poignet.

(Fixer par une épingle ou fendre la bande en deux petites moitiés pour nouer.)

Usages. — Sert à maintenir les pansements autour du doigt et peut immobiliser les articulations des phalanges.

XVII. — CROISÉS DU POIGNET
ET DE LA MAIN.

(8 DE CHIFFRE)

Pièce de pansement. — Bande de 2 mètres de longueur et de 0^m,04 de largeur ; tarlatane de 3 mètres de longueur et 0^m,05 de largeur.

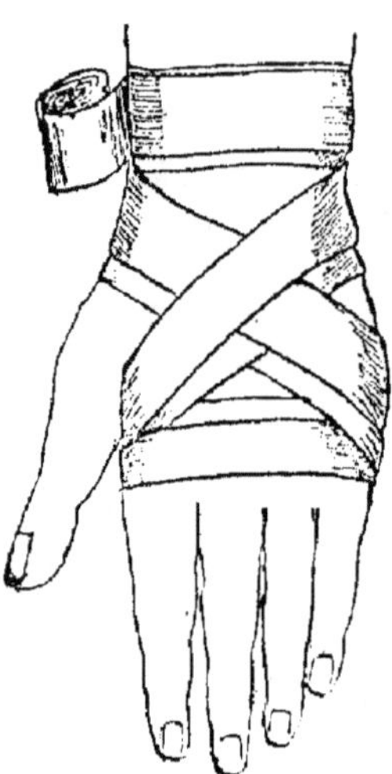

Si croisés sur la face dorsale de la main, alors : croisé postérieur.

Si croisés sur la face palmaire de la main, alors : croisé antérieur.

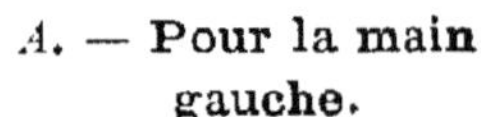

A. — Pour la main gauche.

Application. — Le chef initial est fixé autour du poignet par deux circulaires ; le globe va gagner, par la face dorsale, le côté interne de la main, au niveau de la racine du petit doigt ; là, faire un circulaire complet passant entre le pouce et l'index et recouvrant la racine des doigts ; revenir au premier espace interdigital, gagner le poignet en croisant sur le dos de la main le premier jet de bande ; demi-circulaire autour du poignet et revenir à la base des doigts; puis terminer par des circulaires autour du poignet.

B. — Pour la main droite.

Dans ce cas, le premier jet va directement passer dans le premier espace interdigital.

Dans le croisé antérieur, les jets de bande s'entrecroisent sur la face palmaire au lieu de la face dorsale.

Usages.—Maintient les pansements sur les faces palmaire ou dorsale et immobilise les articulations du poignet.

XVIII. — BONNET DE LA MAIN.

Pièces de pansement. — Triangle ou mouchoir ordinaire.

Application. — Selon que le pansement doit être maintenu sur le dos ou dans la paume de la main, appliquer le plein du triangle sur l'une ou l'autre de ces deux régions, la pointe du triangle dépassant les doigts; relever les deux angles du triangle et contourner les bords externe et interne de la main, après avoir remonté, en dessous, le sommet du triangle pendant au-dessous des doigts; fixer les deux angles du triangle en contournant le poignet par un nœud.

Usages. — Maintient les pansements, cataplasmes, etc., quand on n'a pas de bandes.

XIX. — CIRCULAIRE DU PLI DU BRAS.

BANDAGE AVANT LA SAIGNÉE

Pièce de pansement. — Bande de 2 mètres de longueur sur 0^m,03 à 0^m,04 de largeur.

Dérouler la bande ; appliquer le plein (le milieu de cette bande), transversalement, à 0^m,03 au-dessus de l'endroit à saigner, sur la face antérieure du bras, placé en extension ; porter les deux extrémités de la bande autour du bras et les entre-croiser sur la face postérieure du membre ; faire un deuxième circulaire.

Terminer sur le côté externe du bras, en faisant une simple rosette (un nœud facile à défaire à volonté).

Bien faire ce bandage à 0^m,02 ou 0^m,03 de l'endroit où l'on veut pratiquer la saignée, car, trop haut, il ne maintiendrait pas la veine assez solidement.

Serrer *avec assez de force* pour suspendre la circulation dans les veines superficielles du bras ; mais pas trop, car cela gênerait la circulation de l'artère humérale. Pour défaire ce bandage, tirer simplement sur un des chefs de la rosette.

Usages. — Constriction sur le bras amenant la saillie des veines superficielles du pli du coude et de l'avant-bras.

XX. — CROISÉ DU PLI DU COUDE.

BANDAGE APRÈS LA SAIGNÉE

Pièce de pansement. — Bande de 2^m,50 environ de longueur et 0^m,05 de largeur.

(Après la saignée, avoir, en outre, un tampon d'ouate antiseptique.)

Application. — Le chef initial est fixé par deux circulaires à la partie supérieure de l'avant-bras; remonter en avant du pli du coude; gagner le bord *externe* ou *interne* (suivant le bras *droit* ou *gauche*) de la partie inférieure du bras; décrire un circulaire; revenir sur la face antérieure du pli du coude en croisant le premier jet montant; regagner la partie supérieure de l'avant-bras, nouveau circulaire; revenir encore au bras en continuant les croisés, qui s'imbriquent de bas en haut.

Usages. — Maintient les pansements à la région du pli du coude.

Si le bandage est après la saignée, placer un tampon d'ouate antiseptique sur la plaie et faire bandage par-dessus.

Le bandage est utile aussi, dans le cas d'hémorragie artérielle de la région, pour compression hémostatique.

XXI. — BANDAGES SPIRAUX DU MEMBRE SUPÉRIEUR.

A. — Spiral de la main.

Pièce de pansement. — Bande de 1ᵐ,50 de longueur sur 0ᵐ,03 à 0ᵐ,04 de largeur.

Application. — Le chef initial est fixé obliquement sur la face dorsale de la main ; conduire le globe vers l'extrémité des doigts et commencer à ce point des spires ascendantes se recouvrant à moitié, englobant les quatre derniers doigts, jusqu'à la commissure du pouce et de l'index.

Recouvrir le pouce d'un spiral isolé ; puis, au niveau de la racine du pouce, commencer une série de renversés, de manière à arriver jusqu'au niveau du poignet.

Terminer le bandage par des circulaires autour du poignet.

Usages. — Maintient les pansements sur la main.

Peut devenir bandage compressif quand il est continué à l'avant-bras et au bras ; alors, ouate interposée entre les doigts et autour du membre, comme nous le verrons plus tard quand nous décrirons le bandage roulé compressif du membre supérieur.

B. — Spiral de l'avant-bras.

Pièce de pansement. — Bande de 3ᵐ,50 de longueur environ et de 0ᵐ,04 de largeur.

Application. — Chef initial au poignet, fixer par deux ou trois circulaires, quelques spiraux ascendants se recouvrant à moitié ; quand c'est nécessaire, c'est-à-dire quand le bras augmentera de volume et que la bande formera des godets, alors commencer des *renversés ;* monter jusqu'au niveau du pli du coude et terminer par une série de circulaires autour de la partie inférieure du bras.

Usages. — Maintient les pansements sur l'avant-bras ; ne le serrer que médiocrement.

Ce bandage, quand il est commencé aux doigts ou à la main, et qu'il est continué jusqu'à l'épaule, fait partie du bandage spiral du membre supérieur.

C. — Spiral du bras.

Pièce de pansement. — Bande de 3 à 4 mètres de longueur et 0^m,04 de largeur.

Commencer au-dessous du coude et terminer à l'aisselle ; se fait avec *renversés*, comme le spiral de l'avant-bras.

Absolument semblable au précédent comme application. Peut même se faire *sans renversés*, quand le bras n'est pas trop différent de circonférence.

D. — spiral du membre supérieur entier ou bandage roulé compressif.

Pièces de pansement. — Bandes; plusieurs bandes de 3 mètres à 5 mètres de long et $0^m,04$, à $0^m,05$ de large.

Application. — Ce bandage n'est que la réunion des trois bandages précédemment décrits : spiral de la main, de l'avantbras et du bras.

Quand : *Bandage roulé compressif*, envelopper d'abord membre en entier d'une épaisse couche d'ouate pour rendre la compression régulière et élastique.

Garnir aussi espaces interdigitaux avec ouate pour éviter les compressions douloureuses.

Puis commencer par dos de la main, comme dans le spiral de la main; continuer par l'avantbras, le bras, comme dans les bandages décrits ci-dessus, et gagner peu à peu l'épaule en faisant

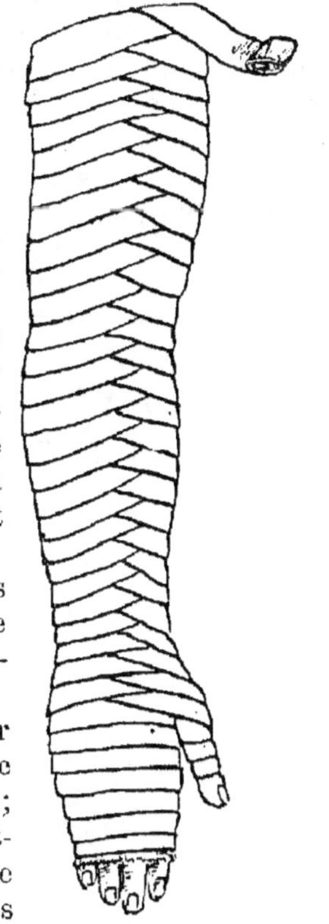

renversés quand nécessaire; fixer le chef terminal à la racine du bras ou bien (Chavasse.
conduire le globe par-dessus l'épaule du côté
malade, pour aller, selon le côté, soit en avant,
soit en arrière de la poitrine dans l'aisselle opposée, et revenir ensuite vers l'épaule malade,
sur laquelle on le fixe.

Usages. — Maintient pansements ; mais surtout, ainsi que son nom l'indique, fait la compression du membre supérieur en entier ou en partie, selon que l'on emploie le bandage entier ou
une de ses parties ; spiral de la main, de l'avant-
bras ou du bras.

CINQUIÈME LEÇON

BASSIN ET MEMBRES INFÉRIEURS

XXII. — SPICAS DE L'AINE.

A. — Spica simple de l'aine.

Bandage en 8, embrassant la cuisse et le bassin dans chacun de ses anneaux, et dont les croisés se font au niveau du pli de l'aine.

Pièce de pansement. — Bande de 8 à 10 mètres de longueur sur 0^m,06 à 0^m,08 de largeur.

Application. — Chef initial fixé par deux circulaires autour du bassin, au-dessous de la crête iliaque ; conduire obliquement le globe en bas et en avant sur l'aine malade vers le côté interne ou externe de la cuisse (suivant qu'on applique le spica à droite ou à gauche) ; contourner la cuisse en arrière au-dessous du pli fessier ; ramener le globe obliquement

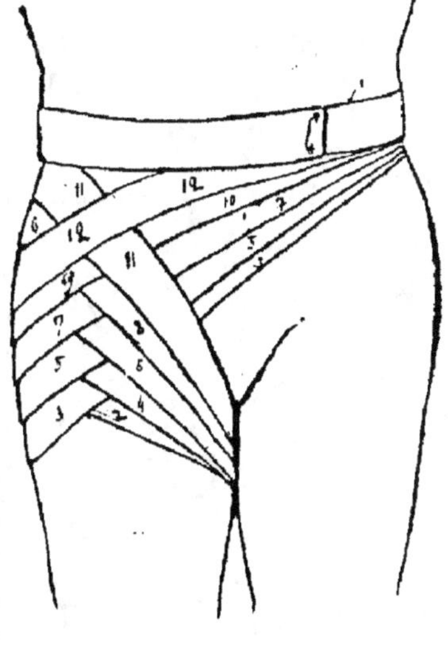

sur le pli de l'aine, où il croise le jet précédent en allant entourer le bassin par un demi-circulaire; il redescend sur pli inguinal, vient à nouveau entourer la cuisse, et ainsi de suite.

Les croisés qui se font sur le milieu du pli de l'aine doivent se recouvrir à moitié de bas en haut.

Usages. — Bandage important. Fréquemment employé, sert à maintenir les pansements en région inguinale ou à exercer la compression sur l'aine à l'aide d'un tampon d'ouate interposé entre l'aine et le bandage.

B. — Spica simple de l'aine par cravate ou cravate inguinale de Mayor.

Bandages pleins de Mayor.

Pièce de pansement. — Cravate de 2^m,60 de long.

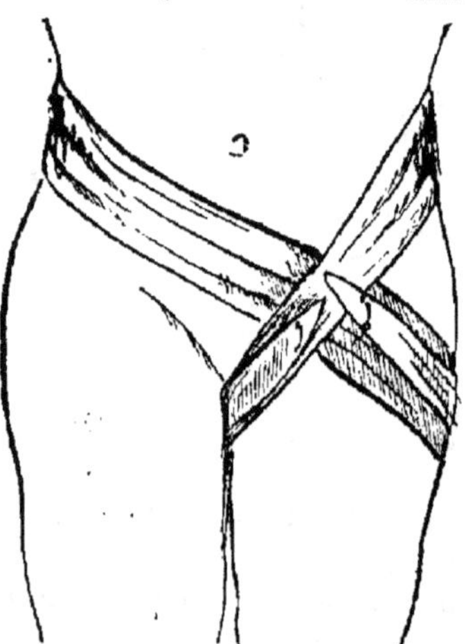

Application. — Plein de la cravate à la région lombosacrée; croiser les deux chefs sur le pli inguinal; contourner la cuisse en dehors et en dedans avec chacun des chefs; les fixer en avant au niveau de l'entrecroisement.

Usages. — Remplace le spica de l'aine; mêmes usages.

Bandages composés.

C. — T de l'aine ; bandage triangulaire de l'aine.

Pièces de pansement. — Bande de 2 mètres de long ; deuxième bande de 0^m,50 ; triangle rectangulaire de forte toile ; coudre le triangle par le petit côté de l'angle droit vers le tiers de la largeur de la bande de 2 mètres ; fixer au sommet du triangle la petite bande.

Application. — Longue bande circulairement placée autour du bassin de manière que le triangle recouvre l'aine en ayant le grand côté en dehors ; conduire la petite bande entre les deux jambes ; contourner la cuisse en arrière, en dehors et fixer le chef terminal sur la partie circulaire.

Usages. — Sert à maintenir les pansements surtout chez les malades alités. Ne peut pas faire de la compression inguinale aussi bien que le spica.

D. — Spica double de l'aine.

Pièces de pansement. — Deux bandes de 10 mètres de long et 0^m,06 de large, réunies bout à bout.

Application. — Chef initial fixé par deux circulaires autour du bassin, au-dessous de la crête iliaque ; partant de l'épine iliaque droite, faire descendre la bande obliquement au-devant de l'hypogastre, au-dessus du pubis ; croiser le pli

inguinal gauche, contourner la partie supérieure
et externe de la cuisse gauche; contourner sa face
postérieure au-dessous du pli fessier, sa face interne; remonter sur le pli inguinal en croisant

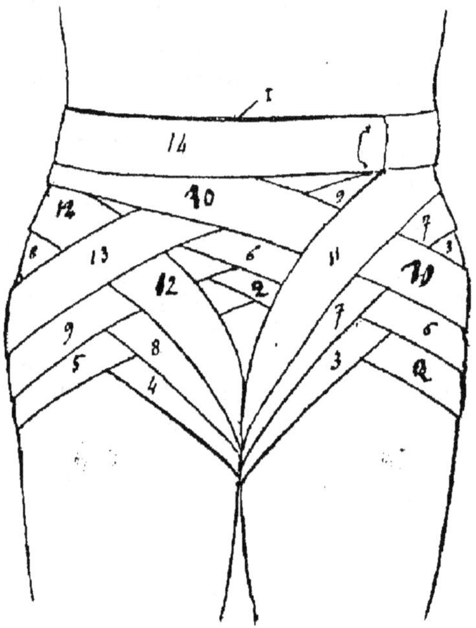

le jet précédent; remonter sur le côté gauche
du bassin, le contourner en arrière et atteindre
l'épine iliaque droite; de là, descendre obliquement sur le pli inguinal droit, contourner la
face interne de la cuisse droite, face postérieure
et face externe de cette même cuisse, remonter

sur le pli inguinal du même côté, où l'on croise
le jet précédent, et diriger le globe au-dessus du
pubis, pour aller vers l'épine iliaque gauche. De
là, contourner encore le bassin, revenir à l'aine
gauche, et ainsi de suite.

Terminer par un ou deux circulaires autour
du bassin.

Usages. — Bandage important, employé pour
maintenir les pansements aux régions inguinales
droite et gauche, et exercer de la compression sur les deux
aines à l'aide de
tampons d'ouate
interposés entre
les aines et le
bandage.

E. — **Spica double
de l'aine(par cra-
vate) ou cravate
sacro-bicrurale
de Mayor.**

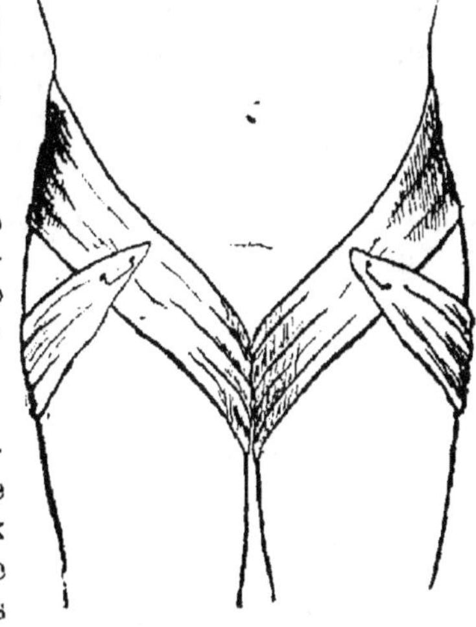

*Pièces de panse-
ment.* — Cravate
de 2ᵐ,50 ou mieux
deux cravates de
1ᵐ,50 , ajustées
bout à bout.

Application. — Plein de la cravate horizontalement appliqué sur la région lombo-sacrée; ramener les chefs en avant de chaque coté du bassin;
conduire isolément chacun des chefs en passant

sur le pli de l'aine vers la face interne de la cuisse correspondante; contourner la cuisse en arrière et revenir par les faces externes des deux cuisses, pour fixer les chefs terminaux de la cravate sur la partie de cette cravate qui croisait le pli inguinal.

Usages. — Mêmes usages que le spica double; ne l'employer que si l'on n'a pas de bandes, car il est inférieur au précédent.

F. — T double des deux aines.

Répéter à l'aine droite et à l'aine gauche le T triangulaire de l'aine précédemment décrit, avec deux triangles rectangulaires de toile fixés à la bande faisant le tour du corps, par le petit côté de l'angle droit.

Usages. — Maintient des pansements sur les deux régions inguinales.

XXIII. — BONNETS DE LA RÉGION FESSIÈRE

A. — Bonnet de la fesse (Mayor).

Pièces de pansement. — Cravate longue de 1ᵐ,50 ou bande de même longueur, et triangle de 1 mètre de long sur 0ᵐ,50 de hauteur.

Application, — Placer la cravate ou la bande en ceinture autour du thorax ; appliquer la base du triangle au dessous du grand trochanter du côté malade ; contourner la cuisse en avant et en arrière avec les deux extrémités du triangle ; revenir sur la partie externe, où on les fixe par nœuds ou épingles ; diriger la pointe du triangle en haut en enveloppant la fesse, engager sous la ceinture, la replier et fixer.

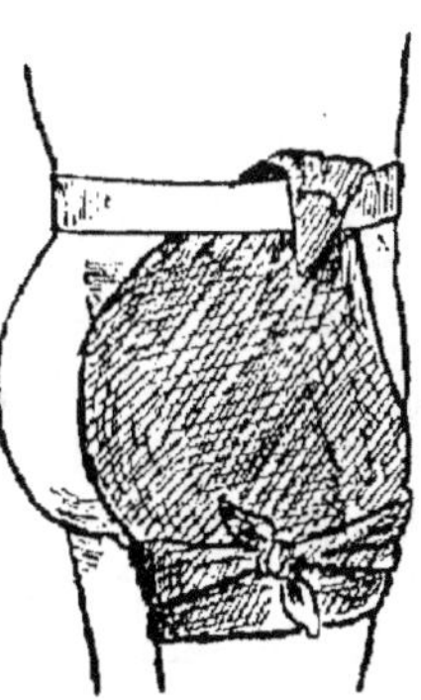

Usages. — Bandage utile pour maintenir les pansements sur la région fessière ; peut très facilement se faire avec une ceinture quelconque et un mouchoir.

B. — Bonnet des deux fesses (Mayor).

Pièce de pansement. — Triangle de 1ᵐ,20 à 1ᵐ,50 de long à la base et haut de 0ᵐ,50.

Base du triangle horizontalement à la région sacrée ; conduire les deux angles autour de l'ab-

domen, les fixer en avant par nœuds ou épingles ;
le sommet du triangle, dirigé en bas, est conduit entre les fesses, sous le périnée, relevé sur

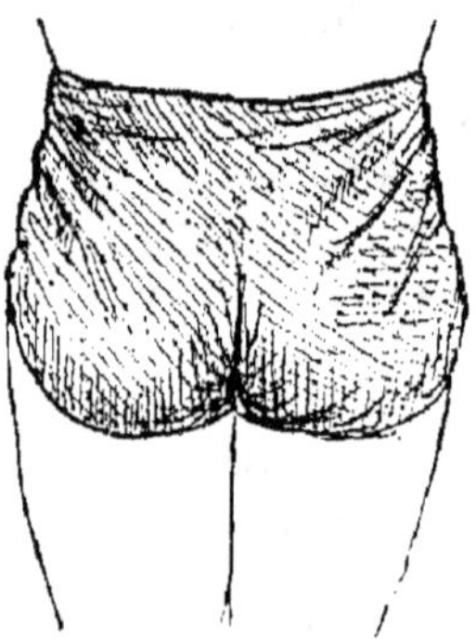

le pubis et fixé sur la partie antérieure du bandage, à l'aide d'un bout de bande si le triangle
n'est pas assez long.

Usages. — Maintient les pansements sur les
régions fessières.

XXIV. — BANDA-GES SPIRAUX DU MEMBRE INFÉRIEUR.

A. — **Bandage spiral du pied.**

Pièce de pansement. — Bande de 5 mètres sur 0ᵐ,05.

Application — Le chef initial placé obliquement sur la racine des orteils, faire deux tours circulaires pour le fixer, puis continuer le spiral en faisant un renversé sur la ligne médiane du dos du pied à chaque tour de bande, en recouvrant le tour de spire précédent de la moitié ou même des deux tiers; terminer par un ou plusieurs circulaires au-dessus des malléoles.

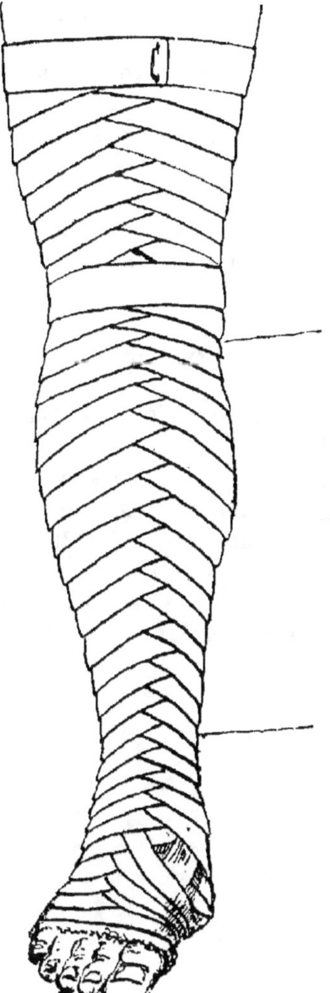

B. — Bandage spiral de la jambe.

Pièce de pansement. — Bande de 5 mètres sur $0^m,05$.

Application. — On procède de la même façon que pour le bandage précédent.

Tours circulaires autour des malléoles, continuant par des renversés sur la crête du tibia et terminant par des tours circulaires au-dessous du genou.

C. — Bandage spiral de la cuisse.

Pièce de pansement. — Bande de 5 mètres sur $0^m, 05$.

Application. — Tours circulaires au-dessus du genou, renversés jusqu'à la racine de la cuisse, terminés par tours circulaires autour du bassin, car la cuisse étant conique le bandage glisserait.

Usages. — Maintient les pansements, les topiques, les cataplasmes, fait la compression dans les varices, les anévrismes, l'œdème, la phlébite.

XXV. — CROISÉ DU GENOU ANTÉRIEUR OU POSTÉRIEUR.

(8 DE CHIFFRE.)

Pièce de pansement. — Bande de 4 mètres sur $0^m,05$.

1° *Antérieur.* — Deux circulaires au-dessous du genou, remonter obliquement en avant sur la partie inférieure de la rotule pour gagner le côté interne ou externe de la partie inférieure de la cuisse (suivant le membre droit ou gauche); faire un circulaire au-dessus du genou et descendre obliquement pour croiser au-devant de la rotule le jet précédent, faire un circulaire au-dessous du genou, remonter comme pour le premier jet et continuer en faisant trois ou quatre 8 de chiffre semblables au premier et 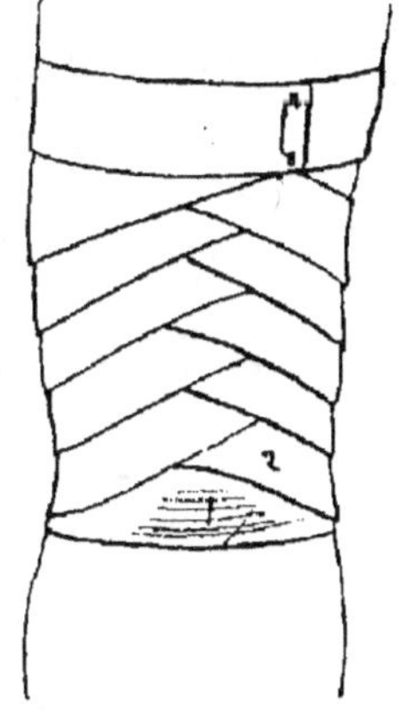 s'imbriquant de bas en haut, pour terminer par un circulaire au-dessous du genou.

2° *Postérieur.* — Il s'applique de la même manière à la partie postérieure de l'articulation du genou, en faisant les croisés sur le creux poplité.

Usages. — Maintient les pansements, les topiques, les cataplasmes, comprime le creux poplité dans les anévrismes, le genou dans les hydarthroses.

Pièce de pansement. — Par cravate de 1^m,30.

Application. — Placer le milieu du plein de la cravate au-dessus de la rotule (pour le croisé antérieur), faire un circulaire et ramener obliquement de haut en bas et en avant les chefs pour les croiser sur la rotule ; de là, les faire passer en arrière et, après les avoir croisés sur le creux poplité, les ramener en avant sur les tubérosités du tibia, où on les attache.

Pour le croisé postérieur, placer le plein de la bande à la partie inférieure et postérieure de la cuisse, et suivre le même trajet que pour le croisé antérieur.

XXVI. — **BONNET DU TALON.**

Pièce de pansement. — Par bande de 2 mètres sur 0ᵐ,05.

Application. — Employé dans le *bandage de Theden*, ou bandage compressif du membre inférieur, pour couvrir complètement le talon. Ce bandage de *Theden*, dont nous donnons plus loin la description, sert dans les cas de phlébite, d'œdème du membre inférieur, de varices, d'anévrismes veineux ou artérioso-veineux.

Dans les cas de blessures du talon ou pour maintenir un cataplasme, etc., il vaut mieux envelopper le talon avec un mouchoir, un triangle ou une fronde.

La description de Chavasse dans

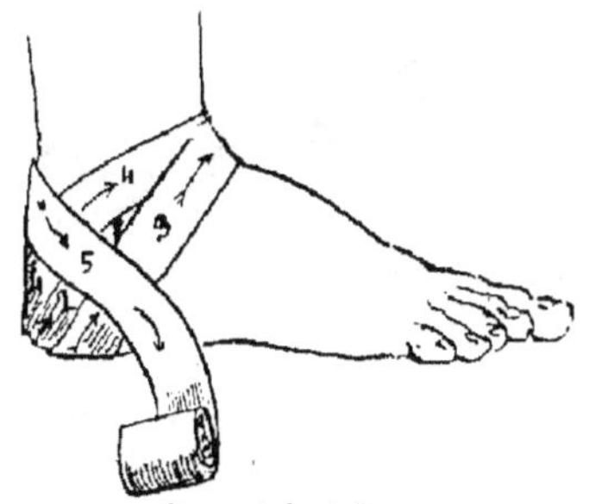

Bonnet du talon.

son traité étant la meilleure, nous la lui empruntons.

La difficulté de ce bandage consiste à recouvrir exactement le talon.

Pour avoir un bandage plus solide et plus régulier, il faut garnir le talon avant de recouvrir le pied par le spiral.

Le membre soutenu par un aide, l'opérateur se place à droite du membre malade, la face tournée vers le malade.

Il applique le chef initial sur la malléole qui
se trouve à sa gauche (externe pour le pied droit
et interne pour le pied gauche), conduit la bande
sur la face antérieure du cou-de-pied, de là sur
le sommet du talon et vient couvrir le chef initial, après avoir décrit un tour circulaire; il exé-
cute ensuite un deuxième tour de bande semblable
au premier, dont il recouvre un peu plus du tiers
supérieur, puis un troisième tour identique recouvrant le tiers inférieur du premier jet.

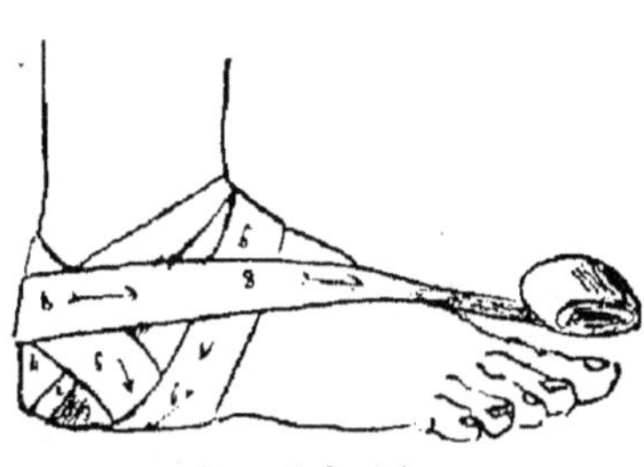

Bonnet du talon.

Le talon est
ainsi masqué et
il ne s'agit plus
que de fixer ces
trois tours cir-
culaires super-
posés.

Le globe se
trouvant **alors**
devant le cou-de-
pied est conduit obliquement sur la malléole à
droite de l'opérateur, puis en arrière sur le tendon
d'Achille, en y recouvrant le godet supérieur
formé par les jets de bande précédents, ensuite
presque transversalement sous la malléole de
gauche, et de là directement sous la plante du
pied.

La bande passe transversalement sous cette
dernière en recouvrant le godet inférieur, contourne le bord du pied, traverse la face dorsale,
se dirige vers la malléole de gauche, qu'elle cou-
vre, va en arrière sur le tendon d'Achille, est
ramenée d'arrière en avant obliquement sous la

malléole de droite, et de là gagne directement la face plantaire, qu'elle croise transversalement; elle contourne de nouveau le bord du pied, remonte sur la face dorsale et se dirige vers la malléole de droite, sur le tendon d'Achille, puis sur la malléole de gauche et va enfin gagner l'extrémité du pied en croisant la face dorsale.

On commence alors sur la racine des orteils le bandage spiral qui va envelopper le pied en faisant les renversés nécessaires sur le milieu de l'axe dorsal et en recouvrant à moitié ou même aux deux tiers chaque tour de spire; le pied une fois enveloppé, on croise avec la bande le devant du cou-de-pied et on l'arrête par deux tours circulaires autour de la région sus-malléolaire. Si le bandage doit se terminer là, on a ainsi le spiral du pied n° 24 (a).

Sinon, on continue les tours de spire sur la jambe en faisant les renversés sur la crête du tibia et terminant au-dessus du mollet par des tours circulaires. C'est le spiral de la jambe n° 24 (b).

Lorsque le bandage doit envelopper entièrement le membre inférieur, il faut recouvrir le genou et faire pour cela le croisé antérieur du genou décrit au n° 25.

Quand le genou est bien recouvert par un nombre suffisant de 8 de chiffre, on fait ensuite le spiral de la cuisse n° 24.

Lorsqu'on applique le bandage de Theden, il faut, après avoir huilé le membre, l'envelopper d'une couche d'ouate, puis le mettre dans une gouttière, le pied plus élevé que la racine de la cuisse.

B. — **Par mouchoir** (Mayor).

Pièce de pansement. — Mouchoir ordinaire replié
en triangle.

Application. — Placer le plein de la base du
triangle sous la plante
du pied au milieu, le
sommet étant dirigé en
arrière.

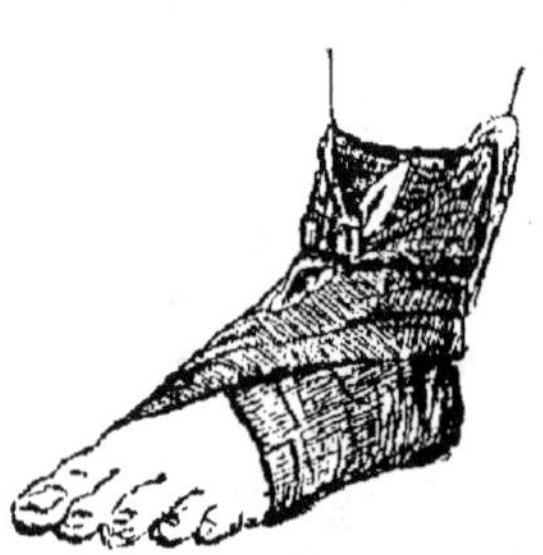

Relever ce sommet
derrière le talon, le long
de la jambe, puis rele-
ver les deux extrémités
de la base sur les bords
interne et externe du
pied, et de là aller les fixer en arrière à la partie postérieure de la jambe. Replier le sommet du
triangle sous les extrémités nouées de la base.

C. — **Par triangle simple.**

Application. — Même manière de procéder
Seulement, au lieu d'avoir les deux triangles
superposés du mouchoir, le triangle est simple.

D. — **Par fronde.**

Application. — Prendre une pièce de linge de
0^m,80 ou 0^m,90, sur 0^m,15 ou 0^m,16 de large, la fendre de chaque côté jusqu'à 0^m,06 ou 0^m,07 du
milieu.

Appliquer le plein de la fronde sur le talon,
relever les deux chefs supérieurs derrière le

tendon d'Achille, les ramener d'arrière en avant et de haut en bas pour les croiser sur le dos du pied, et, continuant à les développer, les croiser sur la plante pour les ramener sur la partie dorsale, où on les épingle.

Les deux chefs inférieurs sont ramenés de bas en haut, croisés sur le dos du pied et entourés autour de la partie inférieure de la jambe, pour les épingler après avoir fait un circulaire.

SIXIÈME LEÇON

MEMBRES INFÉRIEURS

XXVII. — **CROISÉ DU DOS DU PIED** (Étrier).

(8 DE CHIFFRE)

Pièce de pansement. — Par bande de 2 mètres sur 0ᵐ,04.

Application. — Faire deux circulaires autour de la partie inférieure de la jam-be, descendre obliquement sur le dos du pied (du côté interne ou externe suivant le pied), en le croisant le plus près possible de la naissance des orteils ; gagner la plante, faire un circulaire et remonter sur la partie dorsale du pied, en croisant le jet précédent sur la ligne médiane ; faire un circulaire autour de la jambe et redescendre comme précédemment en faisant une série de 8, jusqu'à l'épuisement de la bande.

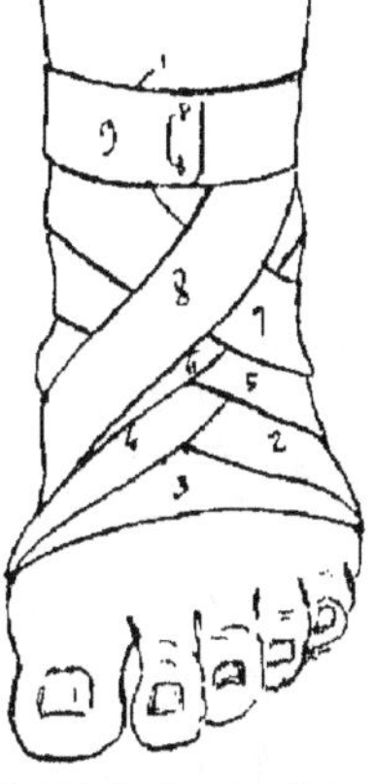

Croisé du dos du pied.

Usages. — Sert à maintenir des pièces de pansement, cataplasmes, et dans la saignée du pied.

B. — **Par cravate de 1m,10.**

Application. — Appliquer le plein de la cravate par son milieu sous la plante du pied, relever les deux extrémités sur les côtés externe et interne, puis les croiser sur le dos du pied pour remonter au-dessus des malléoles; les contourner et revenir en avant nouer les deux bouts, si la longueur de la cravate le permet.

Usages. — Maintient vésicatoires, topiques, cataplasmes.

XXVIII. — TRIANGLE DU PIED.

Pièces de pansement. — Dimensions comme pour bonnet de tête, mouchoir de 0ᵐ,50.

Application. — Par mouchoir ordinaire plié en triangle.

Placer la base du triangle sous la plante du pied dans sa partie médiane, les sommets en avant des orteils. Recouvrir ces derniers par les sommets relevés sur la face dorsale du pied; relever alors les deux extrémités de la base du triangle sur les bords interne et externe, les croiser sur le dos du pied et les attacher derrière les malléoles ou sur le devant après avoir fait un circulaire, si la cravate est assez longue.

XXIX. — **BANDAGE DE BAUDENS.**

Pièce de pansement. — Bande de 7 mètres sur 0m,04.

Application. — Envelopper le pied d'une couche légère d'ouate. Le chef initial de la bande est placé

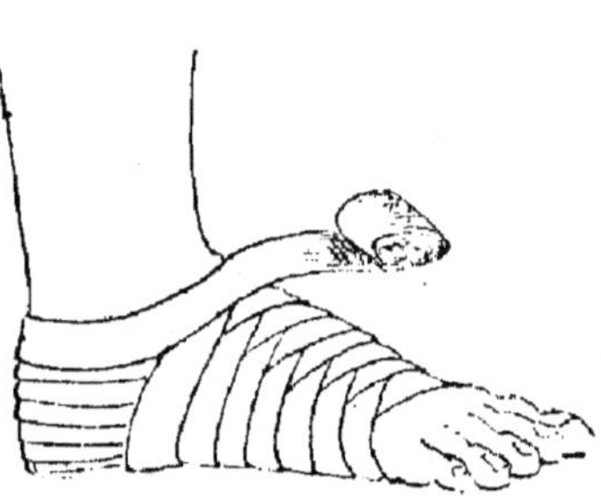

derrière le talon (sur le bord interne pour le pied gauche, sur le bord externe pour le pied droit); suivre la face plantaire jusqu'à la naissance du petit orteil; là, remonter obliquement sur le dos du pied en suivant la racine des orteils, pour descendre droit sous la plante du pied et revenir sur la face dorsale; croiser le jet précédent, le moins obliquement possible, pour de là gagner le bord interne qu'on suit de très près et passer derrière le talon, en recouvrant le jet précédent des trois quarts, et revenir, en le suivant, faire des croisés jusqu'à ce que le pied soit enveloppé d'une série de jets de bandes imbriqués de bas en haut des orteils, aux malléoles, au-dessus desquelles on termine par des tours circulaires.

Usages. — Ce bandage sert, dans les entorses du pied, pour comprimer ou contenir (si la bande est silicatée) et pour immobiliser toutes les articulations du pied; peut remplacer le spiral du pied dans le bandage de **Theden.**

XXX. — **BONNET DES MOIGNONS** (Mayor).

Pièce de pansement. — Par triangle, qui varie
suivant le volume du membre.

Application. — Placer la base sur la face postérieure du membre, à 0ᵐ,15 ou 0ᵐ,20 au-

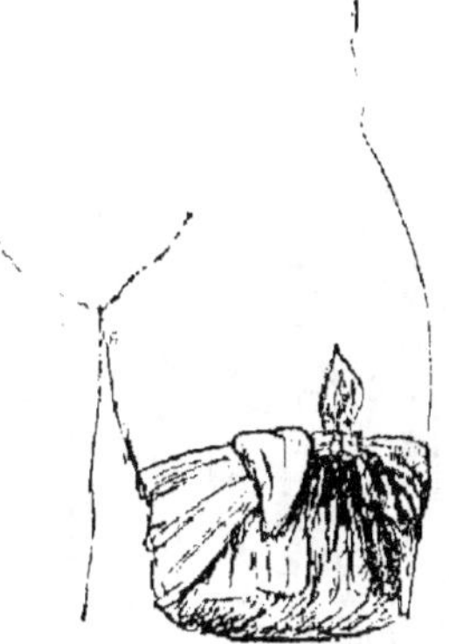

dessus de l'extrémité du moignon, ramener le
sommet d'arrière en avant, en recouvrant le
moignon. Conduire les deux chefs de la base
horizontalement en avant, les croiser sur le
sommet, qu'ils maintiennent, les nouer ou les
fixer avec des épingles.

XXXI. — APPAREIL DE SCULTET.

L'appareil de Scultet peut être considéré comme le modèle des appareils à fractures. Il sert pour les fractures de jambes et de cuisses. Nous en reproduisons la description contenue dans le *Manuel* de 1890, ainsi que les figures.

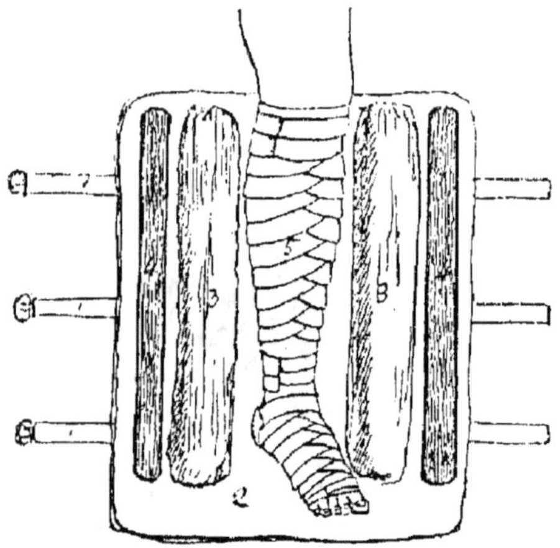

Cet appareil se compose d'attelles, de coussins, de bandes, de compresses, de pièces de linge nommées drap-fanon et de lacs destinés à relier le tout.

Les attelles sont des lames flexibles ou résistantes, destinées à maintenir le membre dans la rectitude.

Elles sont en bois, en zinc, en fil de fer, en fer-

blanc, en cuir, en gutta-percha, en carton épais
qui, mouillé, se moule sur le membre et garde
la forme en séchant. Leur longueur est celle du
membre et leur largeur de 0^m,03 à 0^m,06.

Le drap-fanon est une pièce de linge assez
large pour faire deux fois le tour du membre et
un peu plus longue que les attelles qu'elle est
appelée à maintenir.

Les coussins sont, les uns destinés à supporter
le membre et doivent être larges, épais, remplis
de crin ou de balle d'avoine. Les autres entrent
dans la composition de l'appareil et sont destinés à être placés entre les attelles et le membre.
Ces derniers sont d'une longueur en rapport
avec celle du membre et doivent être demi-pleins
de balle d'avoine, afin de se mouler exactement
sur la forme de la région.

Les liens seront des rubans de fil, assujettis
par une rosette, ou mieux munis d'une boucle qui
permet de serrer à volonté sans qu'il se produise
de relâchement.

Les compresses et les bandes ont les dimensions données plus loin et les bandelettes de dia-
chylon doivent avoir 0^m,60 de long sur 0^m,02 de
large. Pour préparer l'appareil de Scultet, on
dispose sur une table :

1° À égale distance les uns des autres, trois à
cinq rubans de fil, assez longs pour être noués
par-dessus l'appareil, ou des lacs munis de
boucles.

2° Le drap-fanon, transversalement par-
dessus.

3° Des bandelettes séparées, larges de deux à

trois travers de doigt et assez longues pour faire une fois et demie le tour du membre. On les applique transversalement imbriquées les unes sur les autres, de telle sorte que les plus inférieures recouvrent les supérieures dans la moitié de leur étendue.

4° Sur les bandelettes, on dispose au niveau de la fracture trois ou quatre compresses longuettes de la même longueur que les bandelettes et imbriquées comme elles dans le même sens.

5° Des attelles : deux attelles latérales dépassant un peu la longueur du segment du membre fracturé (plus longues que le membre inférieur tout entier pour les fractures de cuisse), une troisième attelle antérieure moins longue.

6° Des coussins longs, tels que nous les avons décrits.

Tout étant ainsi disposé, on place les deux attelles sur les côtés du drap-fanon et les extrémités des bandelettes; à côté des attelles, on met les coussins correspondants, puis on roule le drap et les bandelettes autour des attelles et des coussins, et l'on fixe le tout en serrant les courroies. L'appareil est ainsi prêt à être appliqué.

Pour éviter toute erreur, on devra faire une marque pour reconnaître quelle est l'extrémité inférieure de l'appareil.

La longueur doit être de $0^m,60$ pour une fracture de jambe et 1 mètre pour une fracture de cuisse.

Avant de placer l'appareil sur le membre blessé, il faut faire la réduction de la fracture.

La réduction étant opérée, l'appareil de Scul-

tet déployé auprès du malade est glissé au-dessous du membre ; ce membre, maintenu par les
aides à ses deux extrémités, est déposé sur l'appareil. On mouille légèrement les bandelettes
avec de l'eau alcoolisée ; le chirurgien placé du
côté de la fracture, et l'aide, du côté opposé,
saisissent les deux extrémités de
la bandelette la plus inférieure.
Le premier enroule cette bandelette obliquement autour du
membre, en tirant légèrement,
puis prend l'autre extrémité des
mains de son aide pour le croiser
de l'autre côté. Il faut avoir bien
soin, en repliant les extrémités
derrière le membre, de ne pas
faire de faux plis.

Toutes les bandelettes mises
en place, les attelles sont enrou-
lées dans les bords du drap-fanon, parallèlement au membre,
autant de fois qu'il est nécessaire pour qu'en se
rapprochant de ce membre elles laissent un espace
juste suffisant pour glisser les coussins en les fou-
lant un peu. Un autre coussin et une attelle étant
placés à la partie antérieure du membre, on serre
les courroies en assurant la constriction nécessaire. Le pied est maintenu par une compresse
posée en étrier et fixée par une épingle aux deux
extrémités du drap-fanon, qui recouvre les attelles. Enfin, des coussins sont disposés au-dessous de l'appareil, pour maintenir le membre
dans l'immobilité.

XXXII. — GOUTTIÈRES.

(Manuel de 1890, p. 308.)

Les gouttières sont des appareils de forme demi-cylindrique, destinés à contenir les membres dont ils embrassent la demi-circonférence. On se 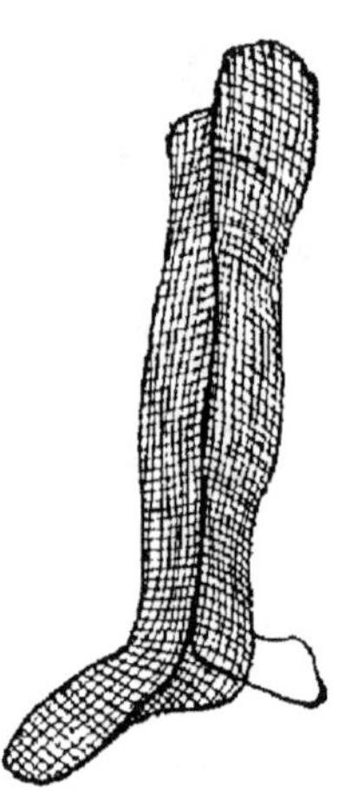 sert, soit de gouttières métalliques, soit de gouttières en bois, soit de gouttières que le chirurgien fait lui-même, en modelant autour d'un membre des matières malléables ou solidifiables, telles que le carton, le plâtre, la gutta-percha, la toile métallique, etc.

Gouttières en toile métallique. — Elles sont en toile métallique galvanisée ou étamée, représentant un demi-cylindre soutenu sur ses bords par un cadre ou châssis en fer résistant. La force et le diamètre varient suivant la longueur et le volume des, gouttières, c'est-à-dire suivant qu'elles sont destinées à un segment de membre ou à tout un membre, aux extrémités supérieures ou aux extrémités inférieures.

La forme dépend aussi du membre qu'elles doivent contenir : pour le membre supérieur, elles sont plus ou moins infléchies au niveau du

coude, et il est nécessaire d'en avoir une pour le
côté droit et une pour le côté gauche. Les gouttières de membre inférieur sont rectilignes et
présentent une semelle pour maintenir le pied,
une dépression ou bien un orifice circulaire au
niveau du talon et un léger relief au point correspondant au creux poplité.

Les gouttières destinées à contenir tout le
membre inférieur doivent embrasser le bassin, la
partie interne de l'appareil s'arrêtant au périnée,
d'où la nécessité d'avoir une gouttière spéciale
pour le côté droit et pour le côté gauche. Ces
gouttières présentent habituellement, au point de
jonction de la semelle avec le reste de l'appareil,
deux petites ailettes latérales, destinées à assurer
leur stabilité.

Les grandes gouttières sont généralement pré-
parées et garnies d'avance d'une sorte de matelas
en crin.

Pour les gouttières de dimensions plus res-
treintes, on les garnit habituellement au moment
d'en faire usage. Un grand linge en toile est étendu
sur le fond de la gouttière; on dispose ensuite,
sur cette toile, des feuilles d'ouate en quantité
suffisante pour faire un matelas, qu'on recouvre
d'une pièce de taffetas gommé, destinée à empêcher la souillure de l'appareil.

Ainsi préparée, la gouttière est glissée sous le
membre et elle est assujettie au moyen de lacs
fixés sur les bords de l'appareil.

Les gouttières de Bonnet sont destinées à immobiliser simultanément les deux membres inférieurs, le bassin et une partie du tronc.

XXXIII. — **PANSEMENT DE LISTER.**

C'est le pansement complet à l'acide phénique cristallisé.

Tout ce qui sert au pansement des plaies, les mains des aides et des chirurgiens, les instruments, la gaze, l'étoupe ou le coton hydrophile, les bandes à pansement, les fils à ligature, le mackintosh imperméable, doit être rendu aseptique et antiseptique par l'acide phénique, soit par la solution forte à 5 0/0, soit par la faible à 2,5 0/0.

Application du pansement type de Lister.

1° Désinfecter les instruments en les plongeant dans la solution forte d'acide phénique à 5 0/0 un quart d'heure avant l'opération; les mains des aides et du chirurgien en les lavant avec la solution faible à 2,5 0/0.

2° Faire le spray ou pulvérisation d'eau phéniquée à 3 0/0 sur la plaie pendant l'opération; quand un instrument a servi, le plonger dans la solution phéniquée.

3° Une fois les artères liées avec du fil de catgut de soie ou de crin de Florence phéniqués, laver la plaie avec une solution d'acide phénique à 5 0/0, placer par-dessus quelques morceaux de gaze phéniquée, qu'on recouvre ensuite par un morceau de protective passé à l'eau phéniquée.

Placer huit feuilles de gaze phéniquée de dimension suffisante pour déborder la plaie.

Glisser entre la septième et la huitième feuille un morceau de mackintosh imperméable, dont la face lisse est tournée du côté de la plaie.

On recouvre souvent ce pansement avec de l'ouate hydrophile stérilisée ou phéniquée, puis on applique par-dessus le tout des bandes de gaze antiseptique ou qu'on plonge dans la solution phéniquée forte avant de s'en servir. Lister emploie souvent deux bandes de caoutchouc qu'il dispose aux extrémités du pansement, pour qu'il reste bien appliqué et s'oppose ainsi au passage de l'air.

Le spray ou pulvérisation, ou bien l'irrigation, sont supprimés sitôt la plaie recouverte.

Ce pansement se change d'abord tous les vingt-quatre ou quarante-huit heures, puis ensuite peut rester en place cinq ou six jours.

Le pansement de Lister a subi des modifications.

Le spray n'est pas toujours employé sur la plaie, mais dans la salle et autour du lit pour abattre les poussières.

Bon nombre de chirurgiens ont remplacé l'acide phénique, qui se volatilise très vite et qui irrite la plaie et ses contours, par différentes substances soit en solution, comme le sublimé ou bichlorure de mercure à 1 p. 1000, 2 ou 3 p. 1000, l'acide borique à 3 ou 4 0/0, le thymol à 1 p. 1000, l'alcool pur.

Soit en poudre, comme l'iodoforme, l'iodol, le salol, l'acide salicylique, le sous-nitrate de bismuth.

Cependant, quelle que soit la substance antiseptique employée, on suit toujours les règles générales du pansement de Lister.

Dans les cas de plaies septiques enflammées, de mauvaise nature, quelques chirurgiens font de l'irrigation antiseptique continue, ou même donnent des bains locaux antiseptiques.

L'irrigation se fait avec un réservoir placé plus haut que la partie malade ; ce réservoir est muni d'un robinet à peine entr'ouvert ou d'un tube obstrué en partie qui laisse filtrer le liquide antiseptique à la température de 20 ou 25° d'une façon lente et continue. L'irrigation peut donc servir et comme réfrigérant ou antiphlogistique et comme antiseptique.

Il faut, pendant l'irrigation, garantir le lit du malade par un drap en caoutchouc ou par une toile cirée disposée sous le membre en gouttière, par laquelle l'eau s'écoule dans un vase placé auprès du lit.)

COURS

DE

BANDAGES ET APPAREILS

PREMIÈRE LEÇON

A. — Généralités et démonstrations.

DÉFINITION ET CLASSIFICATION DES BANDAGES

Montrer et décrire sommairement les pièces de linge employées dans les bandages.

Bandes : de toile, coton, tarlatane à un et deux globes; bandelettes.

Compresses : longuettes, carrées, fendues à un, deux et trois chefs, graduées.

Bandages pleins : écharpes, mouchoirs, cravates, triangles, carrés.

Bandages en T : simple ou double; frondes, croix de Malte.

B. — Exercices pratiques.

a) Manière de rouler les bandes et de les appliquer; tours de bandes circulaires et obliques. Renversés, manière de les faire.

Manière de fixer les chefs terminaux des bandes par les épingles, etc.

b) Démontrer et faire exécuter l'application des bandages spiraux avec renversés, de l'avant-bras et de la jambe par exemple, des bandages croisés ou en 8 de chiffre, de la saignée au pli du coude, du dos de la main, du genou, du pied ou étrier.

NOTA. — La Commission médicale prie MM. les professeurs de se conformer d'une manière générale au programme tracé, afin de donner à l'enseignement une uniformité jugée nécessaire et de suivre la progression suivante dans les interrogations adressées aux élèves :

1° *a*) Décrire et montrer les objets à employer dans les bandages.

b) Faire faire de même par les élèves.

2° Rouler et faire rouler une bande.

3° *a*) Exécuter devant les élèves un bandage roulé pour montrer les bonnes conditions d'application d'une bande dans la continuité du membre et au niveau d'une articulation (spirale et 8 de chiffre) et faire comprendre les indications générales de ces bandages.

b) Faire exécuter aux élèves un bandage roulé.

DEUXIÈME LEÇON

Bandages de la tête.

N° D'ORDRE	NOMS DES BANDAGES	PIÈCES A PANSEMENT A EMPLOYER AVEC INDICATION DE LEURS DIMENSIONS ET DE LEUR MODE D'APPLICATION.	USAGES
1	Triangle occipito-frontal. Triangle fronto-occipital.	par foulard ou plein triangulaire de 0^m,90 à 1 mètre.	Pour maintenir les topiques, pansements, vésicatoires, cataplasmes.
2	Grand couvre-chef classique........	Foulard ou plein carré de 0^m,90 à 1 m. de côté.	Id.
3	Croisé de la tête........	Avec renversés sur les tempes, bande de 6 mètres sur 0^m,05.	Id.
4	Bandages des yeux. Bandeaux d'un œil ou des deux yeux	Mouchoir, foulard ou bande de 0^m,90.	Id.
	Monocle..	Bande de 4 mètres sur 0^m,05.	Compression des yeux.
	Binocle ..	Bande de 8 mètres sur 0^m,04.	
5	Fronde du menton....	Bande de 1 mètre à 1^m,20 sur 0^m,10 de large (fendue).	Pour les fractures du maxillaire inférieur.
6	Bandages de la tête, en T, en triangles et en carrés.	Suivant les dimensions de la région.	Pour les yeux, les oreilles, la nuque ou la région parotidienne.

Nota. — Montrer et faire exécuter les divers bandages portés au programme, en ayant soin de répéter et de faire répéter à quoi ils servent, et de voir que l'élève prenne toujours les pièces de pansement de la dimension voulue.

Dans les dernières leçons, demander aux élèves non plus de faire tel ou tel bandage, mais de nommer et d'appliquer le bandage qui convient à telle ou telle blessure de telle ou telle partie du corps, désignée par le professeur.

———

PRÉFACE

Vous me faites l'honneur, chers confrères, de me demander une préface pour votre Manuel de bandages à l'usage des élèves de l'*Union des Femmes de France* ; je vous en remercie, parce que vous me procurez l'occasion de vous dire tout le bien que je pense de l'enseignement oral que vous donnez depuis plusieurs années déjà et de l'enseignement écrit que vous y ajoutez aujourd'hui.

Pour seconder utilement le médecin ou le chirurgien, une infirmière-hospitalière doit être propre, adroite et suffisamment instruite ; en lui apprenant les bandages comme vous le faites, vous développez chez elle ces qualités indispensables.

Le cadre restreint que vous vous êtes imposé vous a empêchés d'insister, comme vous le faites à toute occasion dans vos

leçons orales, sur la nécessité d'une excessive
propreté, sur l'importance de bien placer le
malade ou le membre blessé, ou de le maintenir ou de le faire maintenir en bonne po-
sition, d'appliquer bien exactement les bandes ou les diverses pièces d'un bandage, de
serrer méthodiquement, plus ou moins,
suivant les indications à remplir, etc. Et
vous avez avec raison rappelé ces conditions
générales d'une bonne application dans vos
préliminaires.

Les bandages, il est vrai, occupent aujourd'hui moins de place qu'autrefois
dans l'ensemble des connaissances prati-
ques exigées du chirurgien ; mais il ne s'en-
suit pas que savoir faire un bandage méthodique, savoir l'appliquer avec dextérité, en
bien connaître les indications, soit chose
d'ordre inférieur, surtout pour l'infirmière-
hospitalière, qui est l'aide du chirurgien et
du médecin, et ne doit être rien de plus.

Si le chirurgien, en effet, croit superflu,
dans un cas déterminé, d'appliquer un bandage régulier, quelquefois compliqué, il est
seul juge de sa détermination ; mais il ne
saurait en être de même d'un aide, qui, sauf
ordre contraire, doit exécuter fidèlement le
pansement et le bandage qui sont ordonnés.

Or, si l'infirmière n'a appris que par à peu près les principaux bandages classiques, il lui sera impossible de les appliquer sans tâtonnements, avec cette méthode, cette précision, cette dextérité, qui évitent au malade appréhension et douleur. Si, au contraire, elle sait les appliquer regulièrement, il lui sera toujours facile d'exécuter tel ou tel bandage plus ou moins simplifié que lui indiquera le chirurgien.

C'est donc avec raison que vous avez décrit d'une façon méthodique tous les bandages sur lesquels vous avez arrêté votre choix.

Pour ne pas faire faire à vos élèves œuvre purement mécanique, pour leur faire bien saisir la portée pratique de l'enseignement que vous leur donnez, vous avez, dans votre exposition, associé au nom des bandages l'indication de leur siège d'application, de la nature et des dimensions des objets à employer, et des cas dans lesquels on doit surtout s'en servir.

Vous avez aussi dressé un tableau résumant ces renseignements, tableau qui servira de mémento aux élèves, de programme aux professeurs et de questionnaire aux examinateurs; les uns et les autres vous

en seront reconnaissants, car vous avez fait
pour eux une très judicieuse sélection
parmi les innombrables bandages qu'on
trouve décrits dans les ouvrages spéciaux,
et vous avez ainsi réuni dans votre petit
livre les moyens propres à remplir toutes
les indications qui se présentent dans la
pratique, sauf de rares exceptions ou com-
plications.

Enfin, vous avez voulu parler aux yeux
par des dessins très nets et très exacts,
sachant bien que les yeux sont les plus pré-
cieux instruments d'instruction.

Vous avez ainsi très heureusement com-
plété votre œuvre, qui, toute modeste qu'elle
soit en apparence, est une œuvre utile, dont
vos collègues et, parmi eux, moi tout
particulièrement, vous sommes d'ores et
déjà reconnaissants, comme le seront bien-
tôt vos élèves et, plus tard, ceux à qui,
grâce à vous, elles sauront un jour éviter
d'inutiles souffrances.

Dr P. BOULOUMIÉ.

TROISIÈME LEÇON. — Tronc.

N°s D'ORDRE	NOMS DES BANDAGES	PIÈCES A PANSEMENT A EMPLOYER AVEC INDICATION DE LEURS DIMENSIONS ET DE LEUR MODE D'APPLICATION	USAGES
7	Bandage de corps.	Plein de 1ᵐ,20 sur 0ᵐ,20.....	Pour maintenir vésicatoires, pansements, etc.; contention dans les fractures des côtes, etc.
8	Croisé du cou et de l'aisselle	Bande de 5 mètres sur 0ᵐ,05, cravate de 1ᵐ,30.	Pansements, topiques sur les régions sus-claviculaire et sous-axillaire.
9	Spica de l'épaule	Bande de 8 mètres sur 0ᵐ,05, cravate de 1ᵐ,50.	Id. sur l'épaule en avant et en arrière.
10	Croisé d'un sein	Bande de 8 mètres sur 0ᵐ,06.	Pansements, topiques, compression.
11	Croisé de deux seins........	Id. de 12 mètres sur 0ᵐ,06.	
12	Bonnet du sein.	Carré ou triangle de 1ᵐ sur 0ᵐ,60.	Pour soutenir les mamelles; maintenir les topiques, pansements, etc.
13	Triangle thoraco-scapulaire	Plein de 1ᵐ sur 0ᵐ,60.........	
14	Écharpes. — Petⁱᵉ écharpe	Mouchoir ordinaire........	Destinées à maintenir et soutenir le membre supérieur après contusion, blessure, fracture ou luxation, rhumatismes, etc.
	Moyenne écharpe ...	Triangle de 1ᵐ sur 0ᵐ,60.....	
	Grande écharpe oblique ...	Plein de 1ᵐ sur 1ᵐ plié en triangle......	
	Grande écharpe de Mayor.....	Plein carré de 1ᵐ,10 en triangle...........	

QUATRIÈME LEÇON

Membre supérieur.

N°ˢ D'ORDRE	NOMS DES BANDAGES	PIÈCES A PANSEMENT A EMPLOYER AVEC INDICATION DE LEURS DIMENSIONS ET DE LEUR MODE D'APPLICATION.	USAGES
15	Spica du pouce.	Bande de 1ᵐ,50 sur 0ᵐ,03.....	Pour maintenir topiques, pansements, etc.
16	Spiral d'un doigt.........	Bande de 1ᵐ sur 0ᵐ,02.........	Id.
17	Croisé du dos de la main (8 de chiffre).	Bande de 2ᵐ sur 0ᵐ,04, ou cravate de 1ᵐ...	Id.
18	Bonnet de la main.........	Triangle ou mouchoir ordinaire.........	Id.
19	Circulaire pour la saignée du bras ou bandage avant la saignée.....	Bande de 2ᵐ,50 sur 0ᵐ,05.....	Compression.
20	Croisé du pli du coude (8 de chiffre) bandage après la saignée.........	Bande de 3ᵐ sur 0ᵐ,05, ou cravate de 1ᵐ,30.	Pansement et compression.
21	Bandages spiraux du membre supérieur { main.... avant-bras....	Avec renversés ou par circulaires.........	Compression dans œdème ou gonflement généralisé.
	membre entier...	Bandes de 4 à 5ᵐ séparément et successivement appliquées.........	Topiques et pansements.

CINQUIÈME LEÇON

Bassin et membre inférieur.

Nᵒˢ D'ORDRE	NOMS DES BANDAGES	PIÈCES A PANSEMENT A EMPLOYER AVEC INDICATION DE LEURS DIMENSIONS ET DE LEUR MODE D'APPLICATION.	USAGES
22	Spica (simple de l'aine (double	Bandes de 8 à 10^m sur 0^m,05 à 0^m,06, cravates de 2^m, T triangulaire.......	Pour maintenir topiques, cataplasmes, pansements. Compression.
23	Bonnet de la région fessière	Carré ou triangle..........	Topiques, etc.
24	Bandages spiraux du membre inférieur. (pied..... (jambe... (cuisse...	Avec renversés (l'ensemble constitue le bandage roulé compressif dit bandage de Theden)....... Bandes de 5^m sur 0^m,05.........	Employé dans la phlébite, l'œdème du membre inférieur.
25	Croisé du genou (antérieur.. (postérieur.	Bande de 4^m sur 0^m,05, cravate de 1^m,30, T triangulaire...	Id.
26	Bonnet du talon	Bande de 2^m sur 0^m,50, mouchoir, triangle, fronde........	Id.

SIXIÈME LEÇON

Nᵒˢ D'ORDRE	NOMS DES BANDAGES	PIÈCES A PANSEMENT A EMPLOYER AVEC INDICATION DE LEURS DIMENSIONS ET DE LEUR MODE D'APPLICATION	USAGES
27	Croisé du dos du pied (étrier) (8 de chiffre).	Par bande de 2ᵐ, sur 0ᵐ,04, ou cravate de 1ᵐ,10	Pour maintenir topiques, pansements, etc..
28	Triangle du pied.........	Par triangle ou mouchoir.....	Id.
29	Bandage de Baudens......	Bande de 7ᵐ sur 0,ᵐ04.........	Dans l'entorse tibio-tarsienne, pour faire la compression.
30	Bonnet du moignon.........	Par triangle....	
31	Appareil de Scultet.......	Attelles, coussins, lacs......	Pour les fractures de la jambe.
32	Gouttières	De Bonnet et autres........	Fractures du bassin et des membres.
33	Pansement de Lister........	Pulvérisation, irrigation	Pansement des plaies.

Corbeil. - Imprimerie CRÉTÉ-de l'ARBRE

BIBLIOTHEQUE NATIONALE DE FRANCE

www.ingramcontent.com/pod-product-compliance
Lightning Source LLC
LaVergne TN
LVHW030843200726
843507LV00001B/445